Eva Placzek

Ich, Hebamme, Mittäterin

EVA PLACZEK

Ich Hebamme Mittäterin

Mein Einsatz gegen Gewalt im Kreißsaal und für eine sichere Geburtshilfe

GOLDEGG

Covergestaltung: Minitta Kandlbauer
Coverfoto: Monika Beisler

Zum Schutz der Privatsphäre und gemäß den Datenschutzbestimmungen weisen wir darauf hin, dass personenbezogene Angaben und Ortsangaben so gestaltet und verändert worden sind, dass keine Rückschlüsse auf individuelle Personen oder Orte gezogen werden können.

Der Verlag und seine Autor:innen sind für Reaktionen, Hinweise oder Meinungen dankbar. Bitte wenden Sie sich diesbezüglich an verlag@goldegg-verlag.com.

Der Goldegg Verlag achtet bei seinen Büchern und Magazinen auf nachhaltiges Produzieren. Goldegg-Bücher sind umweltfreundlich produziert und orientieren sich in Materialien, Herstellungsorten, Arbeitsbedingungen und Produktionsformen an den Bedürfnissen von Gesellschaft und Umwelt.

ISBN: 978-3-99060-378-9

Unter den Linden 21 • D-10117 Berlin
Telefon: +49 800 505 43 76-0

Goldegg Verlag GmbH, Österreich
Mommsengasse 4/2 • A-1040 Wien
Telefon: +43 1 505 43 76-0

E-Mail: office@goldegg-verlag.com
www.goldegg-verlag.com

Layout, Satz und Herstellung: Goldegg Verlag GmbH, Wien
Printed in the EU

Für alle Frauen, die Gewalt während
der Geburt erleiden mussten.
Für alle Frauen, die sich nicht gesehen fühlen.
Für alle Mütter und Väter, die tagtäglich ihren
Schmerz leben und trotzdem weitermachen.

An alle Hebammen, Ärzte und Ärztinnen, die den Mut haben
aufzustehen, die ihre Stimme nutzen, niemals aufgeben
und jeden Tag so eine wunderbare Arbeit leisten.

An alle, die die Reise
des Elternwerdens noch vor sich haben.

Ich sehe euch.
Ich höre euch.
Ich bin für euch da.

Zusammen sind wir stärker als jede Form der Gewalt.
Zusammen sind wir lauter als alle,
die uns das Wort nehmen wollen.
Die Menschlichkeit wird immer siegen,
solange wir sie leben.

Inhaltsverzeichnis

Vorwort

Ich schreibe diese Zeilen mit schwerem Herzen, aber entschlossenen Händen, in der Hoffnung, Licht in die dunklen Ecken unseres Gesundheitssystems zu bringen. Dass es in medizinischen Institutionen immer wieder zu Machtmissbrauch und Formen von Gewalt kommt, ist so lange unvorstellbar, bis man selbst damit konfrontiert wird. Gewalt während der Geburt, nicht ausreichende Aufklärung während der Schwangerschaft und unmenschliches Verhalten von Fachkräften sind reale Tatsachen. Betroffene, egal ob Hebammen wie ich oder Gebärende und ihre Familien, bekommen oft das Gefühl vermittelt, es sei notwendig gewesen, so mit ihnen umgegangen zu sein, es sei normal und medizinisch indiziert. Machtmissbrauch ist niemals medizinisch korrekt, in keinem Szenario, auch nicht im Notfall. »Geburtshilfe ist halt so.« – Das ist ein Satz, den ich nicht nur einmal in meiner Karriere gehört habe, und ich schreibe dieses Buch vor allem, um zu sagen: Nein, es ist nicht normal, dass Geburtshilfe gewaltvoll ist.

Zudem möchte ich dazu ermutigen, sich nicht von Menschen beeinflussen zu lassen, die auf eine Art und Weise mit anderen umgehen, von der wir instinktiv wissen, dass sie falsch und zutiefst respektlos ist. Wir können uns jederzeit für einen anderen Weg entscheiden. Innerhalb meines Werdegangs ist genau diese Erkenntnis die wertvollste. Als Hebamme erinnere ich mich jeden Tag daran, dass ich als Fachkraft eine Verantwortung dafür trage, wie ich mit den Menschen in meiner Betreuung umgehe. Das gehört für mich zur Berufsethik. Mein Bewusstsein dafür hat sich während der Arbeit in verschiedenen Kliniken entwickelt, als ich sehen musste, wie oft menschliches Handeln zu kurz kommt. Egal ob als werdende Hebamme in der Klinik oder heute als freiberuflich arbeitende Hebamme, mir begegnen immer wieder traumatisierte Frauen, Neugeborene und Familien. Diese Zustände in der Geburtshilfe dürfen wir nicht akzeptieren und auf gar keinen Fall weiterhin tolerieren. Seit einigen Jahren setze ich mich tagtäglich für Veränderung im System und für die Aufklärung der Gesellschaft ein. Dabei liegt mir besonders die Arbeit in den sozialen Medien als Content Creatorin, Podcasterin und Speakerin am Herzen. Ich hatte das Privileg, 2023 Vize Miss Germany werden zu dürfen und über diese Plattform die Themen der Geburtshilfe noch weiter in die Öffentlichkeit zu tragen. Die Zeit für Veränderung ist jetzt gekommen. Die Geburtshilfe befindet sich im Umbruch, dafür sorgen einige meiner Kolleginnen und Kollegen und betroffene Frauen genauso sehr wie ich.

Dazu brauchen wir Wissen, denn Wissen bedeutet Aufklärung, und Aufklärung bringt uns die Fähigkeit, selbstbestimmt zu handeln. Der erste Schritt dahin ist, dass wir anfangen zuzuhören und nicht die Augen verschließen vor dem, was in unseren Kreißsälen leider zu häufig passiert. Das ist es, was dieses Buch an Veränderung bringen soll. Es geht darum, all das aufzuzeigen, worüber die wenigsten sprechen. Es sind Zeilen, die uns zum Nachdenken bringen und uns allen das Bewusstsein darüber geben sollen, dass wir der Schlüssel zum Wandel sind. Jedes Kapitel, jede darin enthaltene Erfahrung soll dazu anregen, mehr zu hinterfragen und für uns selbst einzustehen. Auch wenn noch viele Hürden vor uns liegen, sind es die betroffenen Frauen, Kinder und Familien sowie jene Hebammen und Ärzte, die jeden Tag Hand in Hand menschliche und wissenschaftlich fundierte Arbeit leisten, die es verdient haben, dass wir für sie die notwendige Veränderung bewirken. Der Teil unserer Gesellschaft, der anderen Menschen Gewalt antut, auch im medizinischen Umfeld und besonders während der Geburt, darf auf keinen Fall die Überhand gewinnen und das verzerrte

Bild der Geburtshilfe, so wie wir es leider zu oft erleben, weitertragen. Wir sind so viel stärker, als wir häufig denken, und genau daran sollen meine Zeilen erinnern. Wir können und müssen Veränderung bewirken. Es sind unsere Mütter, die diesen Missbrauch durchleben mussten, wir selbst oder vielleicht Familie oder Freunde. Aber hier muss Schluss sein. Die Geburt eines Menschen ist ein Wunder, und solch ein Wunder will beschützt werden, damit unsere Kinder sicher und liebevoll geboren werden können.

Gewalt in der Geburtshilfe – Der grausame Alltag

Wenn wir einen positiven Schwangerschaftstest in Händen halten, ist das ein ganz besonderer Moment. Er leitet eine sehr intensive und emotionale Zeit ein, in der viele Fragen auftauchen, die geklärt werden wollen. Wir stellen uns gedanklich auf die kommenden Monate der Schwangerschaft und auf die Geburt ein, rechnen aber nicht damit, dass wir in diesem Zusammenhang womöglich mit Gewalt und traumatisierenden Erlebnissen konfrontiert werden. Ich wünschte, ich könnte das Versprechen geben, dass keine Frau dem jemals begegnen wird. Der Start ins Leben und das Mutterwerden sollten bunt und schön, voll Liebe und Emotionen sein. Neue Herausforderungen und auch Höhen und Tiefen erwarten uns, die jeden Tag aufs Neue angegangen und gemeistert werden wollen. Elternwerden ist facettenreich, und unabhängig davon, wie gut oder schlecht es gerade läuft, sollten wir niemals mit Gewalt konfrontiert werden. Es ist das Grundrecht auf körperliche Unversehrtheit und den Erhalt der menschlichen Würde, welches bei jedem Kontakt mit anderen Menschen die Basis darstellt. Dies gilt genauso im medizinischen Bereich.

Als Schwangere, Gebärende oder Mutter mit Kind legen wir unsere Gesundheit und die des Kindes in die verantwortungsvollen Hände von Fachkräften, welche immer nach bestem Wissen und Gewissen handeln und respektvoll auf Augenhöhe beraten. Das klingt erst mal sinnvoll und vor allem selbstverständlich. Doch der Schein trügt oft und die Realität ist eine andere. In der Geburtshilfe ist eine von vornherein wohlwollende Betreuung leider nicht selbstverständlich, denn circa jeder zweiten Frau wird Gewalt während der Geburt angetan. Das zeigen aktuelle Erkenntnisse aus dem Jahr 2020, die die psychologische Hochschule in Berlin veröffentlicht hat.

Die ersten Fragen, die uns hierzu in den Kopf kommen, sind natürlich: »Wie kann das sein?« und »Was bedeutet Gewalt während der Geburt überhaupt?«. Dieses Buch und damit auch meine persönliche Geschichte stecken voller Ehrlichkeit, Trauer, Liebe und vor allem Wissen und Aufklärung über diese so absurde, aber reelle Thematik. Ich werde genau diese Fragen beantworten und ich werde zeigen, was auf gar keinen Fall zu einer sinnvollen Geburtshilfe dazugehört. Wir alle können und müssen Teil einer Bewegung werden, die sich für die Rettung der Geburtshilfe einsetzt, die den Selbstwert von Frauen nicht mehr als Bedrohung ansieht, sondern feiert und fördert, damit am Ende Selbstbestimmtheit die Entscheidungen der werdenden Mutter leiten kann.

Ich habe als Hebamme bereits viel erlebt, Gutes und Schlechtes. Gerade bei den negativen Erlebnissen, bis hin zu denen, die mich in meiner Menschlichkeit erschüttert haben, kam in mir immer wieder die Frage auf, wieso solche Grausamkeiten passieren. Jeder einzelne Fall von Gewalt an Frauen während der Geburt ist erschütternd und falsch, doch trotzdem bin ich überzeugt davon, dass es einen Sinn hatte, dass genau ich das miterleben musste. All die furchtbaren Ereignisse, die leider auch ein Teil meiner Arbeit waren und sind, bekommen einen Sinn dadurch, dass ich dafür kämpfe, unsere Zukunft der Geburt zu verbessern und wieder menschlich und sicher zu gestalten. Ich schreibe, um Veränderung zu schaffen, um von all dem zu erzählen, worüber andere schweigen und vor dem sie die Augen verschließen. Wir müssen wieder daran erinnert werden, wie stark wir sind, wenn wir nicht alleine, sondern in der Gemeinschaft handeln. Diese Stärke des Zusammenhalts ist es, was unser Miteinander ausmacht. Dieses Buch ist voller Seiten, die neue Chancen und Möglichkeiten beinhalten, damit wir lernen, zu hinterfragen und bei unseren individuellen Bedürfnissen zu bleiben. Das Wissen über den Machtmissbrauch auf Geburtenstationen soll verhindern, dass wir als Gebärende Opfer eines geburtshilflichen Systems werden, das uns misshandelt und fallen lässt, als wären wir lediglich eine fremde anonyme und wertlose Patientennummer. Wir stehen vor der Entscheidung, selbstbestimmt für uns und unser Kind zu sorgen und aufzupassen, anstatt uns blind einem System hinzugeben, dem wir nicht immer vertrauen können.

Ich kann dabei nicht oft genug betonen, dass ich hier explizit die Arbeitsweisen von Hebammen und Ärzten thematisiere, welche aktiv Gewalt in der Geburtshilfe anwenden, egal ob bewusst oder unbewusst. Es gibt genauso viele und hoffentlich bald noch viel mehr Fachkräfte in diesem Bereich, die so wie ich versuchen, die Geburt natürlich und selbstbestimmt zu halten, damit Mutter und Kind sich immer in Sicherheit fallen lassen können und aufgefangen werden, anstatt angegriffen und verletzt zu werden.

Meine Erfahrungen, die mich für immer zur Mittäterin gemacht haben

Mein Weg zum Beruf der Hebamme war alles andere als einfach. Der Berufswunsch kam schon früh auf. Ich erinnere mich noch genau daran, wie meine Mama mich als junges Mädchen darüber aufgeklärt hat, wie Babys entstehen und wie der Körper das alles macht. Ich war so fasziniert von all dem und noch begeisterter war ich, als sie mir erzählte, dass ihre Hebamme für sie eine unverzichtbare Bezugsperson war, die sie unterstützt, ihr zur Seite gestanden und sie vor unnötigen Interventionen geschützt hat. Ich weiß noch wie heute, wie ich dort stand und mir in meinem Kinderkopf dachte: »Wow, wie toll ist das denn? Es gibt Menschen, die Mamas beschützen und helfen, Babys auf die Welt zu bringen. Genau das will ich auch machen.«

Innerhalb der Schulzeit habe ich dann den Blick darauf verloren, weil jeder immer nur über das Studieren gesprochen hat und ich Angst davor hatte, »nur« eine Ausbildung zu machen. Im Nachhinein weiß ich natürlich, dass dieser Gedanke absolut unberechtigt war und wie wertvoll und sinnvoll Ausbildungsberufe sind. Ich war jedoch in einem Alter, in dem der gesellschaftliche Druck noch sehr starke Auswirkungen auf mich hatte. Kurz vor dem Abschluss habe ich durch meine Mama und meinen Partner dann doch den Mut gefasst und mich als Hebamme beworben. Ich bin heute noch unendlich dankbar für die familiäre Unterstützung bezüglich meiner Berufswahl, was ein absolutes Privileg ist. Die Wahl zu haben, wie man seine persönliche Zukunft gestaltet, ist keine Selbstverständlichkeit. Stark motiviert und voller Tatendrang bin ich dann in die Ausbildung zur Hebamme gestartet und schon in den ersten Tagen begegnete mir ein Satz, welcher mich lange verfolgt hat:

»In dieser Ausbildung werden Sie gebrochen werden.«

Als ich diese Aussage das erste Mal hörte, wusste ich nicht, was sie bedeutete. Einen Menschen in seinem Sein, seiner Psyche und seiner Persönlichkeit brechen? Wieso sollte man so etwas Grausames wollen? Weshalb »muss« ich gebrochen werden, um als Hebamme arbeiten zu dürfen? Wie bricht man einen Menschen? – Nur wenige Monate später habe ich mit jeder Faser meines Körpers gespürt, was dies bedeutet. Heute darauf zurückzublicken ist nach wie vor schmerzhaft. Wir schauen selten und ungern auf die Zeiten in unserem Leben zurück, in welchen es uns schlecht ging. In meinem Fall war ich zur Mittäterin gemacht worden. Viele Erinnerungen sind tief vergraben, weil sie zu schmerzhaft sind. Sich die eigenen Fehler wieder vor Augen zu führen kann eine große Herausforderung sein. Doch es hier auf diesen Seiten niederzuschreiben, ist genau der richtige Ort. Alles, was ich erleben musste und was tagtäglich noch vielen anderen Hebammen, Studierenden und vor allem Müttern, Vätern und deren Kindern passiert, darf nicht toleriert und schon gar nicht akzeptiert werden.

In meinen Augen ist es das Natürlichste der Welt, als Ausbildungsbetrieb wohlwollend und respektvoll mit den angehenden Fachkräften umzugehen, immerhin ist man bereits in den Lehrjahren eine große Stütze im Betrieb und auch eine potenzielle neue Fachkraft für die Zeit danach. Schnell kam ich auf den Boden der Tatsachen. Mir ist es wichtig, vorwegzusagen, dass nicht alle medizinischen Betriebe in einem so überwiegend unmenschlichen Zustand sind. Genauso möchte ich anmerken, dass nicht alle Mitarbeitenden Teil dieses Systems sind, sondern sich viele dagegen sträuben. Wie lange sie das durchhalten? Das ist eine andere Frage. Betonen möchte ich ebenfalls, dass die Erfahrungen in diesem Kapitel von einigen geteilt werden und nicht nur mir, sondern auch vielen ehemaligen Schülerinnen aus der Seele sprechen. Ich selbst habe in mehreren verschiedenen Ausbildungsstätten gearbeitet, denn die erste Ausbildung zur Hebamme habe ich nach knapp acht Monaten abgebrochen. Ich habe meinen Kindheitstraum und meine Berufung aufgegeben, weil ich nicht mehr ich selbst war. Ich war kaputt und gebrochen, genauso wie es mir am ersten Tag vorhergesagt worden war.

Angekommen in meinem ersten Einsatz im Kreißsaal wurde mir schnell klar, dass Hebamme zu sein der Inbegriff eines Zwiespalts ist. In den vier Wochen Schule, die vor dem ersten Einsatz lagen, wurde uns oft gesagt: »Auch wenn ihr das jetzt so lernt, in der Realität könnt ihr das nicht umsetzen, zumindest nicht in der Klinik.« Im Klassenraum habe ich mich immer wieder gefragt, wie es denn sein kann, dass wir so viel lernen, was wir in drei Jahren Ausbildung nie anwenden können. Gespannt darauf, diese Frage zu beantworten und für mich einen Weg zu finden, das Gelernte trotzdem anzuwenden, bin ich in meine ersten Dienste gestartet.

Dort wurde mir zuerst gezeigt, wo »mein Platz ist«. Es herrschte ein unangenehmes Klima, welches man bereits beim Betreten des Stationszimmers spürte. Man hat durch mich hindurchgesehen. Ich war eine von vielen, was anfangs für mich nicht dramatisch war. Genauer gesagt habe ich mich im Laufe der Zeit dort oft gefragt, ob es nicht vielleicht sogar besser ist, unsichtbar und dabei zumindest nicht unglücklich zu sein, als gesehen zu werden und täglich Schikanen und Mobbing ausgesetzt zu sein. Wäre es besser gewesen, für mich einzustehen? Ich muss dazu sagen, dass ich zu diesem Zeitpunkt gerade mal 18 Jahre jung war. Ich hatte zwar bereits drei Jahre lang in Minijobs etwas Geld verdient, aber in einem Ausbildungsverhältnis dieser Form war ich zuvor noch nicht gewesen.

Der Kreißsaal hatte eine inoffizielle Hierarchie. Eine dort arbeitende Hebamme sagte, bezogen auf eine ihr vorgesetzte Person, zu mir: »Wir wissen alle, dass die hier nichts zu sagen hat.« Was damit gemeint ist? Sie wollte mir mitteilen, dass es vollkommen egal ist, wer angeblich die Leitung hat, und dass ich auf jeden Fall darauf achten sollte, dass ich der inoffiziellen Leitung nicht im Weg stehe und mich mit ihr gut halte. Im Grunde war diese beiläufige Aussage schon eine enorm große »Red Flag«, die ich einfach nicht verstanden habe oder auch nicht verstehen wollte. »Die Kreißsaalleitung hat hier nichts zu sagen«, alles an diesem Satz ist respektlos. Absurderweise habe ich mich zu dem Zeitpunkt gut verstanden mit der offiziell leitenden Hebamme. Sie war einer der wenigen herzlichen Menschen, an die ich mich positiv zurückerinnere. An dem Tag, an dem ich kündigte, war sie die Einzige, die mich wirklich angesehen hat. Sie hat die Tränen und die Trauer nicht ignoriert, sondern mir gesagt, dass alles wieder gut wird, und hat mich in den Arm genommen. Sie war menschlich. Mir ist bewusst, dass es nicht immer angebracht oder professionell ist, Mitarbeiterinnen zu trösten, zu umarmen oder emotional aufzufangen. In dem Moment, als ich vor den Kreißsaaltüren stand und mich verabschieden wollte, aber nicht die Kraft hatte, tatsächlich den Raum zu betreten, war es für mich ein kurzer und kleiner Hoffnungsschimmer, dass sie mich sah. Gesehen zu werden ist so kraftvoll. Ich habe selbst erfahren, was es bedeutet, monatelang Tag für Tag als ein Nichts in die Ecke gestellt zu werden. Und das meine ich leider nicht metaphorisch.

Den Ausspruch »Lehrjahre sind keine Herrenjahre« wusste ich zunächst nicht einzuordnen. Bedeutet es, zu allem Ja zu sagen, nicht für sich einzustehen, Demütigungen und Schikane, Mobbing und Gewalt einfach hinzunehmen? Für viele leider ja. In meinen Augen ist das keine Herangehensweise für das Lernen eines Berufes. Wie kann man von den Auszubildenden erwarten, gute und motivierte Mitarbeiter zu werden, wenn man sie niedermacht und versucht, sie als Mensch zu brechen? Ich denke, für viele bedeutet dieses Sprichwort, dass man als lernender Mensch in einem neuen Berufsfeld gelegentlich Aufgaben erledigen muss, die nicht sonderlich beliebt sind, und sich unter Umständen einer hierarchischen Struktur fügen muss. Ich würde all dem zustimmen, unter der Bedingung, dass diese Vorgänge respektvoll von Mensch zu Mensch passieren. Für mich war es nie ein Problem, die Kreißsäle zu putzen und aufzufüllen, die Plazenten zu entsorgen, ins Labor zu laufen, Akten zu sortieren, die Proben vom Sammelurin zu nehmen. Das sind alltägliche Aufgaben, die dazugehören und gelernt werden müssen. Es gibt bei Aufgaben für Auszubildende aber klare Grenzen. Was leider häufig zum Alltag wurde, waren Situationen, in denen ausgelernte Hebammen uns klarmachen wollten, wie gut wir es doch haben. Damals mussten wir den Kreißsaal mit der Zahnbürste putzen. Wenn ein Mensch solche Aussagen trifft und dich gleichzeitig abfällig anschaut und dann lachend wegläuft, spürt man ein negatives Machtverhältnis, welches von einer Person ausgenutzt wird, die möglicherweise selbst Traumata in sich trägt, die sie noch lange nicht verarbeitet hat.

Ist es okay, seine Wunden und Narben auf einen anderen Menschen zu projizieren und die eigene Wut über das Erlebte an jemand anderem auszulassen? Ich glaube kaum. Das Prinzip von »Wir mussten früher in unserer Ausbildung leiden. Jetzt kriegen die Neuen das alles genauso ab« ist trauriger Alltag in der Medizin. Nicht nur während der Hebammenausbildung bekommt man diesen respektlosen und unmenschlichen Umgang zu spüren, sondern so gut wie alle Berufsgruppen in der Medizin sind davon betroffen.

Doch wie fühlt sich ein solcher Umgang an und wie wirkt er sich auf eigentlich motivierte junge angehende Fachkräfte aus? Hier ein Ausschnitt aus meiner Zeit in meiner ersten Ausbildungsstätte:

Es ist eine ruhige Nacht auf der Geburtenstation. Ich bin fertig damit, die Kreißsäle aufzufüllen, und schaue auf die Uhr. Schon kurz vor zwei Uhr morgens. Ich gehe aus dem Kreißsaal raus in den langen kalten Flur, bleibe kurz stehen und überlege: Was mache ich jetzt? Fällt mir noch irgendeine Arbeit ein, die ich tun kann, damit ich nicht zu den Hebammen zurückmuss? Nein. Ich habe alles Erdenkliche aufgeräumt und erledigt. Ich mache ein paar Schritte nach vorne Richtung Stationszimmer. Es ist eine dieser Nächte, in denen der Gang sich noch viel länger anfühlt, und mit jedem Schritt mehr merke ich, wie langsam Unruhe in mir hochsteigt, ich höre den Herzschlag in meinem Ohr und spüre ihn stark in meiner Brust. Ich versuche, mich zu beruhigen, doch ich weiß genau, wer in diesem Raum sitzt und dass ich alles geben muss, um nett, zuvorkommend und dankbar zu wirken. Ich darf mir keine Minute lang die Müdigkeit anmerken lassen und schon gar nicht fragen, ob ich mich zu ihnen setzen darf. Mit jedem Schritt sage ich mir selbst: »Ich schaffe das. Noch zehn Dienste, dann bin ich nicht mehr im Kreißsaal. Durchhalten.« Es ist so absurd, dass ich als werdende Hebamme die Stunden, Minuten, sogar jede Sekunde im Kreißsaal fürchte. Wie viele Male habe ich schon weinend im Auto gesessen und mich gesträubt, diese Maske des gehorchenden kleinen Mädchens aufzusetzen? Doch was bleibt mir anderes übrig? Ich habe mich von Anfang an dazu entschieden, mich ruhig zu verhalten, um nicht verbalen Übergriffen ausgesetzt zu sein. Ich suche auf diese Weise Schutz, damit ich kein Mobbing vor den Gebärenden oder anderen Auszubildenden erleben muss und nicht beleidigt oder als unfähig hingestellt werde. Der Preis dafür ist, dass ich mich jeden Tag mehr vor mir selbst ekle.

Mit ungutem Gefühl gehe ich einen Schritt weiter an die Tür heran und öffne sie. Der Raum ist länglich und am Ende steht ein Tisch, um welchen herum eine Bank gebaut ist. Ich trete langsam ein, und alle schauen mich an. Mein Herz klopft. »Ich bin fertig mit allem«, sage ich so selbstbewusst, wie ich irgendwie kann. Keine Hebamme traut sich, etwas zu sagen, da jede weiß, wenn die inoffizielle Leitung da ist, ist sie diejenige, die mir die Anweisungen gibt.

Sie schaut mich an und sagt bestimmend: »Stellen Sie sich dahinten in die Ecke und bleiben Sie dort stehen. Zu uns setzen Sie sich sicher nicht.« Dabei zeigt sie auf die Ecke hinter der Tür. Diese Hälfte des Raumes liegt im Dunkeln, da es immer noch mitten in der Nacht ist. Ohne Widerworte stelle ich mich genau dorthin, mit Blick auf die Hebammen, die reden, lachen und lästern, ohne auch nur einen Gedanken daran zu verschwenden, was das gerade mit mir macht.

Es ist nicht das erste Mal, dass ich hier stehe und wortlos als wertlose Marionette behandelt werde. Von Mal zu Mal und von Sekunde zu Sekunde mehr, die ich hier stehe, spüre ich nicht nur meine schmerzenden Beine und meine Müdigkeit stärker, sondern auch meinen schwindenden Selbstwert und den Respekt mir gegenüber. Bin ich wirklich so wertlos, dass man mich wie Dreck in die Ecke hinter die Tür stellen kann? Immer und immer wieder. Liegt es an mir?

Der eine Kreißsaal, der belegt ist, macht sich langsam akustisch bemerkbar. Die Familie, die dort versucht, ihr Kind zu gebären, hat aufgrund der Besetzung im Dienst wohl kaum eine liebevolle Begleitung vor sich. Als die Gebärende beginnt, lauter zu tönen, und dies auch den Hebammen am Tisch auffällt, steht eine genervt auf. Es ist diejenige, die mich auch in die Ecke geschickt hat.

Auf dieser Station ist es Standard, dass, wenn sie losläuft, die Auszubildenden einfach hinterherzugehen haben. Stehen zu bleiben und auf eine Aufforderung zu warten oder auf ein einfaches »Kommen Sie mit« zu hoffen, wird als nicht lernwillig angesehen. Also husche ich schnell aus meiner Ecke hervor und eile ihr wortlos hinterher. Mir ist es lieber, ignoriert und als unwichtig angesehen zu werden, als angebrüllt, beleidigt oder niedergemacht zu werden, so wie ich das oft bei Mitschülerinnen erlebe.

Angekommen bei der Familie im Kreißsaal heißt es aus dem Mund der Hebamme: »Was schreien Sie denn so?! So wird das nichts.« Ich sehe der Gebärenden an, dass sie mit dieser Aussage und der gesamten Situation überfordert ist. Wie soll sie denn besser mit den Wehen umgehen, wenn niemand auf ihre Bedürfnisse eingeht? Sie wirkt verzagt. Die Gebärende sollte nun unbedingt bestärkt werden. Man könnte ihr auch eine neue Position vorschlagen und sie aus dem Bett holen, falls sie damit einverstanden ist. Das wäre mein Wunsch. Ihr auf Augenhöhe zu begegnen und ihr in den Wehenpausen ruhig zu erklären, dass die Wehen stärker werden und es normal ist, dass man dabei an seine Grenzen kommt. Doch was passiert stattdessen? Die Hebamme ordnet bestimmend eine vaginale Untersuchung an, ohne Begründung gegenüber der Frau. Sie steckt kurz ihre Finger in die Vagina der Frau, um zu wissen, »wie weit sie ist«, und um dann zu sagen »Das dauert noch« und wieder zu gehen. Das ist keine Hebammenbetreuung, und wohlgemerkt wäre es von der Kapazität her absolut möglich, eine sinnvolle 1:1-, sogar eine 1:2-Betreuung durch mich als Schülerin, anzubieten. Die Frau wird alleingelassen. Ich werde ignoriert. Würde ich mich selbst dazu entscheiden, bei der Frau zu bleiben und sie zu betreuen, anstatt der Hebamme hinterherzurennen, würde ich wahrscheinlich wieder als nicht lernwillig und als »eine von denen, die noch so motiviert sind« gelten. Deshalb folge ich der Hebamme wieder ins Stationszimmer.

Dies war nur eine Situation von vielen, die mir in Erinnerung geblieben sind. Nicht nur das Verhalten mir gegenüber war absolut unpassend, vor allem auch der Umgang mit der Frau im Kreißsaal war völlig unangemessen. Aus heutiger Sicht einer fertig ausgebildeten Hebamme würde ich anders handeln. Eine Vaginaluntersuchung verstärkt in solch einer Situation das Leid der Gebärenden nur noch mehr. Wie oben schon beschrieben, hätte sie bestärkt und darüber aufgeklärt werden müssen, dass die Heftigkeit der Wehen ganz normal ist. Angebote, ihre Lage zu verändern, hätten ihr unter Umständen Erleichterung verschafft.

Damals habe ich mir nicht zu widersprechen getraut. Ich habe innerhalb der Ausbildung stets eine Maske aufgesetzt. Jeden Tag aufs Neue hat es sich angefühlt, als würde ich mich und meine Werte betrügen. In den ersten Monaten, in welchen ich nur als Nichts angesehen wurde, hat mich das zwar meinen Selbstwert verlieren lassen, aber es kam noch schlimmer. Das widerwärtige und unmenschliche Mittäterin-Dasein wurde mir erst aufgedrängt, sobald ich selbst als Schülerin anfangen sollte, vaginale Untersuchungen zu üben. Dieser Einsatz im Kreißsaal wird mir auf ewig im Gedächtnis bleiben. Der Gedanke, dass mir selbst Unrecht angetan wird, war mir zu diesem Zeitpunkt schon vollkommen egal. Es ging mir um die Frauen, die dort lagen und um ihr Leben schrien.

Nicht jeder Gebärenden erging es so. Zum Glück. Es kommt sehr darauf an, welches Team im Kreißsaal arbeitet und welche Hebammen vor Ort sind. Wie in jedem Beruf gibt es auch in der Medizin Mitarbeitende, die tagtäglich ihre Macht missbrauchen, egal ob bewusst oder unbewusst.

Rückblickend ist es für mich so paradox, wie man die werdenden Hebammen so sehr verunsichert, beleidigt und kleinzuhalten versucht, obwohl sie zukünftige Kolleginnen sind. Wenn man sich mit ehemaligen Hebammenschülerinnen unterhält und sie auf ihre Ausbildung anspricht, wollen die meisten von ihnen gar nicht über diese Zeit sprechen. Ich selbst habe Jahre gebraucht, um ansatzweise das, was ich zu häufig erleben und erleiden musste, zu verarbeiten, geschweige denn darüber zu sprechen. Einige Menschen haben es geschafft, mir jeglichen Selbstwert zu nehmen, mir das Gefühl zu vermitteln, dass ich in allem, was ich tue, schlecht bin und dass nichts davon ausreichend ist. Und das haben sie und andere nicht nur bei mir geschafft, sondern auch bei vielen anderen jungen Frauen. Eine ganz wunderbare Hebamme und Freundin von mir kann heute noch nicht wieder in Richtung ihrer Ausbildungsstätte fahren, geschweige denn hineingehen. Sie war selbst lange in Therapie wegen allem, was sie dort erleben musste. Das kann und darf nicht die Zukunft des Hebammenberufes und der Geburtshilfe sein. Denn die Auszubildenden, die einen solchen Missbrauch in ihrer Lehrzeit erleben mussten und danach ins Arbeitsleben starten, haben in der Regel zwei Möglichkeiten. Die erste Option ist, sich (wie ich und ein Großteil meiner Kolleginnen) anzupassen, eine Maske zu tragen und nach den drei Jahren zu versuchen, irgendwo anders Fuß zu fassen und es besser zu machen. Die zweite Option ist, dass man sich bereits in der Ausbildung in das Bild einer Hebamme drücken lässt, so wie diese Fachkräfte es sich vorstellen. Hierher kommt der Satz »Wir erziehen uns die Hebammen schon so, wie wir das wollen«. Die werdenden Hebammen übernehmen die gewaltvollen Praktiken und sehen sie genauso wie die ausgelernten Fachkräfte als sinnvoll und notwendig an. Ich bin mehr als froh, dass wir durch unsere damalige Schulleitung so viel Wissen und Kraft bekommen haben, dass das bei den meisten von uns zum Glück nicht der Fall war und wir wussten, was ethisch korrektes menschliches Arbeiten bedeutet. Unser Vorsatz war, einfach nur durchzuhalten.

Ich jedoch habe das nicht geschafft. Es war zu schmerzhaft und ich war zu kaputt. Situationen wie die folgende waren es, die mich Stück für Stück haben zerbrechen lassen.

Schnell laufe ich der Hebamme hinterher. Mein Dienst hat gerade erst begonnen, und einen richtigen Überblick, welche Kreißsäle belegt sind, habe ich noch nicht, aber nach Informationen zu fragen wäre vermutlich sinnlos. Also bleibe ich hinter der diensthabenden Hebamme, zu der ich heute eingeteilt wurde, bin ihr Schatten und versuche, so wenig wie möglich aufzufallen, damit ich als kooperativ angesehen werde. Wir öffnen eine der Kreißsaaltüren und hören die Frau während der Geburt tönen. Sie liegt im Bett, auf der linken Seite und angeschlossen ans CTG, also die fetale Herzton- und Kontraktionsüberwachung. Das bedeutet, sie hat einen Gurt an, durch welchen zwei Knöpfe an ihrem Bauch befestigt sind. Die beiden Kabel davon liegen über ihr und verlaufen hinter ihr zum CTG-Gerät.

Ihr Gesicht ist schmerzverzerrt. Ihre Augen sind zusammengekniffen, ihre Haare sind schon leicht nass geschwitzt. Sie klammert sich mit den Händen an die Kante des Bettes. Ihr Partner sitzt hinter ihr und versucht, ihr gut zuzureden, aber auch ihm merkt man an, dass er nicht weiß, was er tun soll. Mit bestimmendem Ton sagt die Hebamme: »So, eine Stunde ist um, wir schauen jetzt, ob sich etwas getan hat.« Sie dreht sich zu mir um. Ihr Blick schüchtert mich ein, mein Herz fängt an, schneller zu schlagen, und mein Mund wird ganz trocken. »Sie untersuchen zuerst.«

Ich habe noch nicht viele vaginale Untersuchungen durchgeführt, da wir sie gerade erst in der Schule besprochen haben. Ich hole mir sterile Handschuhe in meiner Größe, Gleitgel und währenddessen dreht die Frau sich auf den Rücken zur vaginalen Untersuchung. Sie widerspricht nicht. Sie sagt gar nichts. Man merkt ihr an, dass sie mit ihren Kräften am Ende ist. Die Bewegung auf den Rücken fällt ihr schwer, da sie so lange auf der Seite gelegen hat und ihr Becken schmerzt. Ich frage sie ganz ruhig, ob ich ihr das Höschen ausziehen darf, sobald die Wehe vorbei ist. Die Hebamme greift ihr direkt ans Bein und zieht ihr das Netzhöschen bis zu den Füßen, obwohl die Frau gerade am Tönen ist und kaum weiß, wie sie sich bewegen soll, weil alles so unangenehm ist, in dieser Position. Kein Blickkontakt, kein Erfragen, kein Abwarten. Die Hebamme schaut mich an und signalisiert mir klar und deutlich mit ihrem Blick, dass ich anfangen soll. Sie steht neben mir, dem Kreißbett und der Frau, mit verschränkten Armen und strengem Blick. Mir schießt immer wieder derselbe Gedanke durch den Kopf. »Ich darf auf keinen Fall etwas Falsches sagen. Ich muss mit der Untersuchung richtig liegen, sonst bin ich den Rest vom Dienst für sie unfähig.«

Mit dem spürbaren Druck, der gerade auf meinen Schultern lastet, öffne ich die Verpackung der Handschuhe, ziehe sie steril an und merke, dass die Hebamme ungeduldiger wird. Ich versuche, die Gebärende anzusprechen, und bitte sie um ihr Einverständnis, sie untersuchen zu dürfen. Sie verspürt gerade keine Wehe und nickt. Ich kündige mein Eindringen in den Intimbereich mit meinem Finger an und sage: »Ich berühre Sie jetzt.« Auf meinem Zeige- und Mit-

telfinger ist etwas Gleitgel, welches ich versuche, zwischen meinen Fingern warm zu reiben. Ich schiebe die innere linke Vulvalippe mit meinem Zeigefinger zur Seite und beginne mit der Untersuchung. Zunächst führe ich einen Finger, dann zwei Finger ein. Es ist schwierig, etwas zu ertasten. Das Gewebe um die Finger herum ist komplett verspannt und es ist kaum Raum. Ich versuche dennoch, den Gebärmutterhals vorsichtig zu erreichen, da ich weiß, dass ich ein Ergebnis liefern muss. Im gleichen Moment merke ich, dass die Frau eine Wehe bekommt. Sie beginnt, ihre Beine leicht hin und her zu bewegen, fängt an zu tönen und ruft: »Aua, das tut weh.« Ich ziehe sofort meine Hand zurück, da ich der Gebärenden auf gar keinen Fall Schmerzen verursachen möchte. Im gleichen Moment höre ich laut neben mir: »Sie untersuchen jetzt weiter. Sie müssen das lernen.« In mir schreit alles: »Nein, ich will das nicht«, aber niemals würde ich es wagen, der Hebamme auch nur ansatzweise zu widersprechen. Die tief sitzende Angst in mir, von ihr aufgrund meiner Widerworte gedemütigt zu werden, ist einfach zu groß. Ich traue mich erst nicht, die Finger wieder einzuführen, aber sie kommandiert: »Los jetzt«, und ich fahre mit der Untersuchung fort. Die Frau will sich wehren und versucht, ihre Beine zu schließen und sich wegzudrehen. Schnell greift die Hebamme ihre Beine und drückt sie nach außen weg. Ich versuche so schnell wie möglich, etwas zu ertasten, damit ich diese gewaltvolle Untersuchung beenden kann. Ich spüre, wie die Frau noch mehr verkrampft, wie sie versucht, mich wegzutreten. Sie schreit laut »Nein!«, aber ich höre nicht auf. Ich kann nicht aufhören. Die Hebamme wird mein Ergebnis kontrollieren und es darf auf gar keinen Fall falsch sein. Die Frau weint und schreit weiter: »Nein! Das tut weh! Aufhören.« Ich spüre mein Herz schlagen und Tränen in meinen Augen. Ich hatte noch nie das Gefühl, selbst einer Frau Gewalt angetan zu haben, aber in diesem Moment gerade, mit meiner Hand in der Vagina einer fremden verletzlichen Frau mit Wehen, die mich anschreit aufzuhören, und ich ihr immer mehr wehtue, das war der Zeitpunkt. Ich fühle mich beschmutzt, als ich die Finger wieder aus der Vagina entfernt habe und der Hebamme leise und eingeschüchtert sage: »Der Muttermund ist vollständig eröffnet und die Pfeilnaht ist quer. Das Köpfchen ist fest im Beckeneingang. Das Gewebe ist sehr verkrampft.«

Ich blicke runter auf meine Hand, meinen Handschuh mit dem Gleitgel, und ich sehe daran Blut. Blut von der Frau, die ich selbst gerade gewaltvoll in der Wehe untersucht habe, während ihre Beine aktiv nach außen gerissen und festgehalten wurden. Ihr Nein habe ich missachtet. Bei dem Anblick und dem Gefühl, Täterin zu sein, wird mir schlecht. Ich habe gegen ihren Willen und auch gegen meinen gehandelt. Die Frau weint immer noch in ihrer Wehenpause. Die Hebamme hat immer noch die Hand an ihrem Bein und hält es kräftig fest. Der Partner sitzt eingeschüchtert in der Ecke und bewegt sich nervös auf dem Stuhl hin und her. Die Hebamme setzt sich und zieht sich ebenfalls Handschuhe an. Ohne Ankündigung dringt sie wieder in die Frau ein. Diese fängt direkt an, wieder laut zu rufen: »Stopp! Ich will das nicht. Aufhören. Sie tun mir weh!« Es kommt die nächste Wehe und die Hebamme behält die Finger in der Vagina. Mit der linken Hand drückt sie das Bein der Frau noch weiter nach außen. Ohne Erklärung sagt sie bestimmend: »Ja schieben Sie doch mal mit. Ich will sehen, ob etwas passiert.« Sie sagt kurz nichts und hält aber immer weiter die Finger in der Vagina. Die Frau versucht ihr Bestes, aber sie hat weder Kraft noch jegliche Motivation. Man spürt, dass sie einfach nur hier wegwill und dass es aufhört, genauso wie ich auch. »Weiter. Weiter. Weiter«, sagt die Hebamme. Nach der Wehe zieht sie ihre Finger endlich aus dem Intimbereich der Frau und lässt diese in Ruhe. Schnell klappen ihre Beine nach innen und sie dreht sich auf die Seite. Sie schaut uns nicht an, kneift weiter die Augen zusammen, und ich sehe immer noch Tränen ihre Wangen herunterlaufen. Das Netzhöschen hängt noch an ihrem rechten Knöchel und ich frage sie, ob ich es wieder hochziehen darf. Sie antwortet nicht. Ich kann es ihr auch nicht übel nehmen und möchte sie etwas mit einem Tuch bedecken, als die Hebamme mich unterbricht: »So wird das nichts. Mach das Tuch da weg.« Sie wendet sich an die Frau und gibt ihr die Anweisung, dass es jetzt weitergehen muss und die Wehen nicht stark genug sind. »Sie müssen sich jetzt mal etwas anstrengen und aufhören zu weinen, das bringt gar nichts.« Die werdende Mutter liegt leise weinend im Bett und sagt kein Wort zu uns. Wir verlassen den Raum und lassen sie wieder alleine. Alles in mir fühlt sich taub an. Was ist hier gerade passiert? Habe ich gerade wirklich meine Finger gewaltvoll in einer Frau gehabt, bis sie geblutet hat, und sie konnte sich nicht wehren, weil sie festgehalten wurde? Ist das gerade wirklich passiert? Wie konnte ich das nur tun? Die Hebamme schaut mich nicht mal an, läuft vorneweg und sagt: »Bereite einen Oxy-Tropf vor. Den wird sie brauchen. Sie arbeitet ja gar nicht mit.«

Ich gehe zu den Medikamenten, bin kurz alleine und stehe dort. In meinem Kopf höre ich immer noch ihr lautes »Nein. Sie tun mir weh!« und ich bekomme wieder Tränen in den Augen. Ich schaue mich im Raum um und suche die Uhr. Noch sechs Stunden bis der Dienst vorbei ist.

Der Dienst, in dem ich zur Mittäterin wurde.

Ich habe mich selbst oft gefragt, ob ich zu streng mit mir bin und ob es einfach so sein musste. Heute weiß ich, dass das Schutzmechanismen sind, um eben nicht dieses widerliche Gefühl der Mittäterin zu verspüren. Doch mein Inneres hat sich immer wieder gegen diesen Schutz und diese Verdrängung gewehrt, und dafür bin ich heute dankbar. Damals konnte ich mich selbst nicht mehr im Spiegel ansehen, bin jedes Mal weinend zum Dienst gefahren und habe tagtäglich mit Übelkeit, schwitzigen Händen und pochendem Herzen die Klinik betreten. Die Menschlichkeit in mir war zwar schockiert und verletzt und angewidert von mir selbst, aber sie war standhaft und ist nie zerbrochen. Diese Menschlichkeit, die ich mir Gott sei Dank bewahren konnte, ist mir wichtig. Sie ist mein Antrieb, und jeder Schritt, den ich gehe, ist von ihr geprägt. Die Momente, in denen mir Menschlichkeit auch durch andere Personen begegnet, schätze ich von ganzem Herzen, weil ich mich dadurch mit ihnen verbunden fühle. Unser Menschsein ist die Basis für jegliche Interaktion, für Respekt, Toleranz und Akzeptanz. Alles Werte, von denen ich mir damals so verzweifelt gewünscht habe, sie anwenden zu dürfen. Doch stattdessen wurde ich in ein System gedrückt, welches den Menschen von oben herab behandelt, alleinlässt und als medizinisches Objekt sieht, das sich zu fügen hat. In jedem Dienst wurde mir klarer, dass das nicht die Art der Geburtshilfe ist, die wir brauchen. Diese Praktiken und dieser Umgang sind weder geburtsfördernd noch sicher.

Nachdem ich mich dazu entschieden hatte, zu kündigen und diesen Ausbildungsort zu verlassen, folgte eine Zeit, in der ich mich selbst erst einmal wiederfinden musste. Schon bei der Kündigung wusste ich, dass ich Hebamme sein würde, weil es ein Teil meiner Identität und meine Berufung ist. Umso schmerzhafter war es, mir einzugestehen, dass der Weg an diesem Punkt aber vorerst zu Ende war. Ich habe die Zeit genutzt, mir Wissen angeeignet. Ich habe ein Fernstudium in Wirtschaftspsychologie absolviert, um mir Basiswissen darüber anzueignen, was einen funktionierenden Wirtschaftsbetrieb ausmacht. Mein Ziel war, die arbeitenden Menschen und deren Denkweisen besser zu verstehen. Schnell wurde mir in dieser Zeit klar, dass es nicht nur die handelnden Personen sind, die die schlechten Zustände in der Geburtshilfe vorantreiben, anstatt sie zu unterbinden, sondern dass auch das System Mitschuld trägt.

Dieses Wissen, welches ich in den zwei Jahren nach Abbruch der Ausbildung gesammelt habe, hilft mir bis heute. Es waren Umwege, die mich zu der Aktivistin gemacht haben, die ich nun bin. Und auch wenn meine Erfahrungen als Mittäterin schmerzhaft für mich waren, wusste ich, dass der Beruf der Hebamme immer der richtige war und sein wird für mich. So kam ich also nach einiger Zeit mit viel neuem Wissen, einem komplett anderen Selbstbewusstsein und vor allem mit einer Mission wieder in die Ausbildung zur Hebamme zurück. Ich hatte das Glück, in anderen Kliniken und mit viel mehr Menschlichkeit den Beruf erlernen zu dürfen. Und auch an schweren Tagen wusste ich, dass es sich lohnt, durchzuhalten, damit ich mich jeden Tag für Veränderung einsetzen kann.

Mein Weg hin zur Hebamme war holprig und, auch wenn ich immer noch nach dem »Warum« suche, weiß ich, dass es einen Sinn hatte, dass ich genau diese Umwege gegangen bin. Dass der oben erwähnten Frau und Mutter das angetan wurde, ist unverzeihbar, aber dass ich als Hebammenschülerin genau dort zu diesem Zeitpunkt, in diesem Ausbildungsjahr und in dieser Klinik war, ist Schicksal. Mit jeder Faser meines Körpers weiß ich, dass ich mich jeden Tag aufs Neue gegen diese Art von Gewalt einsetzen werde. Für diese hilflosen Familien, die ich leiden sehen musste und denen ich selbst Leid angetan habe. Ich habe mich oft gefragt, wie es dazu kommen konnte. Wurde Gewalt von Jahr zu Jahr mehr integriert und weitergegeben und verharmlost? Wurde Gewalt so weit in den Alltag mit hineingebracht, dass sie sogar in Film und Fernsehen so dargestellt wird und werdende Mütter und Väter diese Bilder als normal ansehen? Es scheint so, als bliebe den Eltern auch schlichtweg nichts anderes übrig, als sich diesem kaputten System hinzugeben. All das führt dazu, dass Menschen, die gebären, gar nicht realisieren, dass ihnen Gewalt angetan wird, sondern dass sie glauben, dass Geburtshilfe nun mal so ist.

Die vielen Gesichter der Gewalt

Wenn wir an Gewalt denken, haben wir meist eine Prügelei, eine Vergewaltigung, lautes Schreien oder Blut und Verletzungen vor Augen. Niemand von uns würde normalerweise an die Geburt eines Kindes denken. Und genau deshalb müssen wir darüber sprechen. Denn Gewalt im Kreißsaal ist Realität. Laut einer aktuellen Studie, die von der psychologischen Hochschule in Berlin durchgeführt wurde, gaben 50,1 % aller befragten Frauen an, also mehr als die Hälfte, während der Geburt eine negative Erfahrung erlitten zu haben. Unter diesen Personen waren es rund 31 %, die körperliche Gewalt erleiden mussten. Damit betrifft es jede dritte Frau. Diese Zahlen sind nicht nur schockierend, sondern eine Realität, die nun endlich gesehen werden muss. Gewalt kann auf verschiedenste Weisen ausgeübt werden, und jede Schwangere und Gebärende, die in solche grausamen Hände geraten ist, muss im Nachhinein lernen, damit umzugehen. Wie schwer das sein kann? Knapp 20 % dieser Mütter geben an, dass die Bindung zu ihrem Kind durch den Missbrauch während der Geburt gelitten hat und negativ beeinflusst wurde.

Wenn man zum ersten Mal mit dem Thema konfrontiert wird, stellt sich sofort die Frage, wie so etwas passieren kann und wer überhaupt so grausam handeln könnte. Dabei sollte man sich zunächst vor Augen führen, dass Gewalt viele Gesichter haben kann. Sie kann offensichtlich sein, so dass man direkt einschreiten möchte, ausgeübt von Menschen, die schon von Beginn an schwierig und unfreundlich waren. Aber es gibt auch die unterschwellige Gewalt, die man häufig nicht gleich als solche erkennt. Sie gibt einem vielleicht eher das Gefühl, die Schuld bei sich selbst suchen zu müssen, weil man sich schlecht behandelt und verurteilt fühlt, obwohl man nicht genau benennen kann, wieso. Häufig stehen einem dabei Menschen gegenüber, von denen wir nie denken würden, dass sie so menschenabwertend arbeiten würden. Die Gesichter der Gewalt sind Gesichter, die wir womöglich alle kennen, die einem vielleicht täglich begegnen. Ich war eins dieser Gesichter. Ich habe zugesehen, wie Frauen Gewalt angetan wurde, und habe nichts unternommen. Ich war eine Mittäterin. Würde man das denken, wenn man mich auf der Straße sieht? Würde man es mir ansehen, dass ich selbst unter Zwang Frauen gewaltvoll vaginal untersucht und gegen ihren Willen gehandelt habe? Wohl kaum.

Genau darum soll es nun gehen. Medizinische Fachkräfte sind ebenfalls nur Menschen, auch wenn sie häufig unantastbar erscheinen, gerade wenn der große Mann oder die beeindruckende Frau im weißen Kittel im Raum erscheint. Natürlich möchte ich nicht, dass werdende Mütter nun allen skeptisch entgegentreten und nichts mehr glauben. Das würde niemandem helfen. Doch ich möchte, dass wir wieder die Fähigkeit des Hinterfragens erlernen. Wir dürfen nämlich die Aussagen und das Handeln von anderen Menschen hinterfragen, auch das von Hebammen und Ärztinnen.

Wenn wir aber davon ausgehen, dass es sich beim medizinischen Fachpersonal auf den Geburtenstationen nicht generell um »schlechte« Menschen handelt, muss es andere Gründe geben, die zu Gewalttaten im Kreißsaal führen. Sie liegen im System begründet, das sich in den letzten Jahrzehnten in eine Richtung verändert hat, die alles andere als geburtsförderlich ist. Sehen wir uns das etwas genauer an.

Wir Hebammen sind ein großer Teil des geburtshilflichen Systems. Wir sind die Fachpersonen für gesunde Schwangerschaften, Geburten und das Wochenbett. Aber woran denken wir sofort, wenn wir über den Beruf der Hebamme sprechen? Daran, dass dieses Berufsfeld weiblich dominiert ist, was auch einer der Gründe ist, weshalb die Berufsbedingungen in den letzten Jahrzehnten enorm gelitten haben. Wir leben im einundzwanzigsten Jahrhundert, trotzdem gelten Frauen häufig noch als das »schwächere« Geschlecht und als zu emotional. Weiblich dominierte Berufsfelder sind oft in einem schlechteren strukturellen Zustand. Das liegt keinesfalls daran, dass Frauen weniger intelligent oder erfolgreich wären. Dem ist nicht so. Diesen sexistischen Stereotypen hat die feministische Welt schon lange und zu Recht den Kampf angesagt. Und trotzdem wartet hier noch viel Arbeit, um das Ansehen von Frauen und deren berufliche Fähigkeiten zu steigern.

Einer der Hauptgründe für strukturelle Missstände in weiblich dominierten Berufen ist also die Tatsache, dass sie traditionell als »Frauenberufe« angesehen werden und oft durch geringere Gehälter und weniger Anerkennung gekennzeichnet sind als männlich dominierte Berufe. Viele Arbeitskräfte leiden unter dieser geringen Wertschätzung. Und was passiert, wenn Menschen sich nicht wertgeschätzt fühlen, wenig Anerkennung im Beruf erfahren und gering bezahlt werden? Richtig, eine große und wiederkehrende Welle an Frustration macht sich breit. Gewalt kann als ein Produkt von Frustration und Wut angesehen werden. Wenn Menschen sich machtlos, unterdrückt oder gereizt fühlen, können sich diese negativen Gefühle manchmal durch gewalttätiges Verhalten ausdrücken. Es ist eine verzerrte Form der Kommunikation, ein verzweifelter Schrei nach Hilfe oder ein Versuch, Kontrolle über eine Situation zu erlangen, die als unerträglich empfunden wird.

Auf den Kreißsaal bezogen sehen wir hier ganz klare Parallelen zu einer schlecht geführten Hierarchie des Personals. Wenn Fachkräfte, also angestellte Menschen, es gewöhnt sind, sich ständig rechtfertigen zu müssen, sich immer hintenanzustellen und keinerlei Anerkennung zu bekommen für die Arbeit, die sie tagtäglich leisten, führt das bei ihnen häufig, egal ob kurz- oder langfristig, zu Frustration. Es sind gebrochene Menschen, die sich wieder stark fühlen wollen, die sich mächtig und vielleicht auch für kurze Zeit überlegen vorkommen möchten.

Neben dem weiblich dominierten Berufsfeld, der schlechten Bezahlung und dem daraus resultierenden Personalmangel gibt es auch viele Schwächen in unserem politischen System, das im Hintergrund leider viel zu langsam handelt. Hebammen werden immer noch zu viele Steine in den Weg gelegt, um so arbeiten zu können, wie sie das wollen und müssten, um eine flächendeckende angemessene Geburtshilfe anbieten zu können.

Man kann sich das wie eine Kettenreaktion vorstellen, die von oben herab mit jeder Stufe des geburtshilflichen Systems die tatsächliche Ausübung schwächt.

Die Probleme beginnen mit der Politik, welche die Geburtshilfe fast vollständig in klinische Hände gedrückt und damit dazu gezwungen hat, in ein System zu passen, in welchem die gesunde und natürliche Facette des Kindergebärens kaum eine Chance hat.

Mit der Hierarchie innerhalb der Kliniken und der Art und Weise, wie mit dem Personal umgegangen wird, geht es weiter, und all das schafft die Grundlagen des Arbeitsalltags und der Bedingungen, unter denen die Arbeitskräfte mit den Gebärenden umgehen. Es ist meiner Meinung nach niemals eine Entschuldigung für Gewalt an Mutter und Kind, wenn das System die schlechten Grundlagen vorgibt, aber es gibt einfach Aspekte, die selbst die beste, professionellste und liebevollste Hebamme im Dienst nicht ändern kann. Ich spreche hier vor allem vom Zeitfaktor, der Hebammen in Krankenhäusern und Kliniken immer wieder zu Interventionen zwingt, weil keine andere Möglichkeit der Betreuung gegeben ist.

Das kann bedeuten, dass Schwangere gezwungen werden, sich klinikinternen Standards anzupassen, oder dass sie während der Geburt fast komplett allein gelassen werden, weil die Hebammen überlastet sind. Das führt zum Beispiel dazu, dass dauerhafte CTGs bei unauffälligen Geburten gemacht werden, weil keine Zeit besteht, eine angemessene 1:1-Betreuung zu leisten, oder dass die Aufklärung vor Interventionen wie Geburtseinleitungen zu kurz kommt. Meist bedingt ein Handlungsschritt den nächsten, weshalb man sich schnell in einem Teufelskreis wiederfindet, welcher der Frau Stück für Stück die Natürlichkeit und Selbstbestimmtheit nimmt. Gerade deshalb ist es für werdende Mütter wichtig, sich mit Wissen auf die Geburt vorzubereiten, um für sich selbst einstehen zu können. Es liegt eine unglaubliche Macht darin, eigene fundierte Entscheidungen zu treffen. Um nicht die Meinung anderer einfach annehmen zu müssen, gilt es, Informationen zu sammeln, sie mit dem eigenen inneren Empfinden zu verbinden und danach zu handeln.

Dazu ist es erforderlich, sich mit dem auseinanderzusetzen, was einen eventuell im Kreißsaal erwarten könnte. So unterschiedlich, wie die gewaltausübenden Personen aussehen und wirken, so viele verschiedene Möglichkeiten gibt es nämlich auch, wie Gewalt ausgeübt werden kann. Prinzipiell geht es dabei um die Unterscheidung zwischen physischer und psychischer Gewalt. Gerade die psychische Gewalt wird immer noch viel zu häufig als »Unhöflichkeit« abgetan, da ein großer Teil davon verbale Gewalt ist. Dabei sind Worte so stark in ihrer Wirkung, gerade wenn sie in verletzlichen und intimen Situationen geäußert werden. Aussagen wie »Stellen Sie sich nicht so an«, »So leicht wie es reinkam, kommt es nicht raus«, »Sie wollen nicht nur ein Kind, Sie wollen ein lebendes Kind«, »Das sind keine Wehen« sind absolut übergriffig. Mit verbaler Gewalt werden schnell persönliche Grenzen überschritten, die wir im Leben außerhalb der Geburt häufig nicht akzeptieren würden, weil wir uns im normalen Alltag viel sicherer und selbstsicherer fühlen.

Doch wenn wir Eltern werden, machen wir uns gleichzeitig angreifbar und vor allem verletzlich. Es ist eine äußerst sensible Zeit. Bekommen wir unsere Kinder, stoßen wir immer auf viel Unbekanntes. Niemand weiß, wie die Schwangerschaft, die Geburt oder das Wochenbett verlaufen wird. Die Angst vor dem Unbekannten ist dabei menschlich und natürlich. Haben wir dann eine Fachkraft vor uns stehen, die unsere Grenzen mit respektlosen und abwertenden Aussagen überschreitet, fehlt in den meisten Fällen die Kraft, direkt dagegen vorzugehen und Grenzen zu setzen. Missbrauchende Aussagen können auch Beleidigungen oder Erpressungen sein, wie beispielsweise, wenn jemand die Gebärende anschreit: »Wenn Sie das jetzt nicht tun, dann stirbt Ihr Kind.« Eine Aussage, die ich von einer Hebamme gegenüber einer Gebärenden miterlebt habe, war: »Sie haben hier gar nichts zu sagen.«

Ein weiteres Vorgehen, das machtmissbrauchende Fachkräfte anwenden, ist das bewusste Niedermachen und Kleinhalten von Frauen. Hier sind wir tief in der psychischen Gewalt, denn es sind Machtspiele, die auf die ausübende Kraft befriedigend wirken. Das sind krankhafte Veränderungen in einem Menschen, die keinen Platz haben bei medizinischem Personal. Doch wer überprüft, ob ein Mensch Jahr für Jahr immer noch geeignet ist für den Beruf der Hebamme oder der Ärztin? Leider niemand.

Psychische Gewalt kann sehr vielfältig sein und oft geht ein solcher Missbrauch in physische Gewalt über. Auf der einen Seite, weil sich die werdenden Mütter eingeschüchtert und schlecht fühlen, was natürlich alles andere als geburtsfördernd ist und Interventionen zur Folge haben kann, da die Störfaktoren meist bleiben oder sich sogar vergrößern. Auf der anderen Seite sind Hebammen und Ärzte, die einen solchen verbalen Umgang an den Tag legen, schon so in ihre Art des Arbeitens versunken, dass das tatsächliche Ausführen von körperlicher Gewalt nicht mehr weit weg ist.

Die Frage, was körperliche Gewalt während der Geburt denn überhaupt sein soll, höre ich täglich. Niemand außerhalb der Geburtshilfe kann sich vorstellen, dass so etwas wirklich passiert, und das jeden Tag aufs Neue. Wenn wir von körperlicher Gewalt sprechen, dann sprechen wir von Medikamentengabe ohne Aufklärung und Einverständnis, vom Schreiben unbegründeter Dauer-CTGs, vom Verweigern von Toilettengängen, ständigen vaginalen Untersuchungen, dem Zwang, zu liegen, von Festhalten, Ohrfeigen, gewaltvollem Bauchdruck, Dammschnitten ohne Begründung und außerhalb der Wehe, vom Nähen der Geburtsverletzungen ohne Betäubung, vom gewaltvollen Herausziehen der Plazenta nach der Geburt und noch vielem mehr. Der Prozess verläuft häufig schleichend und beginnt mit kleinen Interventionen wie immer wiederkehrenden vaginalen Untersuchungen ohne triftigen Grund. Jede Handlung hat eine Konsequenz und jede Intervention ist eine Handlung und bringt häufig eine neue mit sich. Rutscht eine Frau einmal in den Strudel einer Interventionskaskade, ist es nur schwer, diese aufzuhalten. Dadurch erscheint es häufig, als ob jede Handlung unvermeidbar wäre, anstatt dass man sich fragt, wie es überhaupt dazu kommt, dass all diese Interventionen notwendig sind. Das Hinterfragen der eigenen Handlungen sollte ein wichtiger Teil der Arbeit einer Hebamme, eines Arztes oder einer Ärztin sein.

Einen Ablauf, welcher leider in einigen Kreißsälen fast schon unausgesprochener Standard ist, habe ich hier festgehalten, um zu verdeutlichen, wovon ich spreche:

1. fehlende 1:1-Betreuung
2. langes Schreiben des CTG im Liegen
3. Immobilität führt zu unerträglichen Schmerzen
4. Schmerzmittelgabe
5. fortlaufendes CTG und Immobilität
6. fehlender Geburtsfortschritt
7. Beginn »Wehentropf«
8. Legen einer PDA (= Periduralanästhesie: ein Verfahren zur Schmerztherapie) aufgrund unerträglicher Schmerzen durch künstlich verstärkte Wehen und Immobilität
9. nachlassende Wehen und Druck durch PDA

10. Erhöhung Wehentropf
11. Absinken der fetalen Herztöne durch Druck der künstlichen Wehen
12. forciertes Entbinden (nicht Gebären) des Kindes durch Kristeller-Handgriff, Saugglocke und Co
13. große Geburtsverletzungen und schlaffes Kind mit kurzzeitigen Anpassungsstörungen

Das ist ein klassisches Beispiel für eine Interventionskaskade, die aus schlechten Strukturen entstehen kann und mit psychischer und physischer Gewalt verstärkt wird, bis Mutter und Kind am Ende der Geburt komplett aus der Natur gerissen werden.

Dadurch, dass dieser Ablauf häufig schrittweise passiert, ist es für viele Gebärende zunächst akzeptabel. Schaut man sich jedoch das Gesamtbild der Geburt, den vollständigen Ablauf im Nachhinein noch einmal an, sind viele Frauen geschockt von dem, was passiert ist und wozu sie gedrängt worden sind.

»Im Kreißsaal angekommen wurde ich an das Dauer-CTG angelegt, die Infusionen liefen durchgehend und wurden nicht mehr abgenommen. Bewegung war ab diesem Zeitpunkt unmöglich. So lag ich also da, auf dem Rücken angebunden an das CTG und die Infusion. Die Hebamme stand lediglich links neben mir hinter einem Vorhang. Sie war im Raum, jedoch für mich nicht wirklich greifbar. Wir waren kein Team, ich kam mir alleingelassen vor.«

Das sind die Worte einer Mutter, die sich während der Geburt komplett alleingelassen fühlte. Durch die Unsicherheit, die in solch einer Situation entstehen kann, ist es schnell eine normale Reaktion der Gebärenden, Ja zu Interventionen zu sagen, weil es durch das kontinuierliche Allein- und Links-liegen-Lassen so wirkt, als wäre das jetzt sinnvoll, als wäre es die Zuneigung, die sie sich die ganze Zeit gewünscht hat.

Die physische Gewalt resultiert häufig in dem forcierten Entbinden des Kindes. Ich sage hier gezielt Entbindung, denn meinem Empfinden nach hat dieser Vorgang nichts mit dem Gebären eines Kindes, also der Geburt eines Menschen, zu tun. Dieser grausame letzte Schritt, wenn sich Hebammen und Ärzte auf unsere werdenden Mütter werfen, ist in den meisten Fällen das Resultat einer unwissenschaftlichen und unmenschlichen Betreuung im Vorfeld. Generalisierend spricht man dabei häufig vom »Kristeller-Handgriff«, dabei gibt es dazu ganz klare Regeln der Anwendung. Kurz erklärt kann man sagen, dass der eigentliche Handgriff darin besteht, mit flachen Händen in der Wehe, und vor allem nur mit leichtem unterstützendem Druck, ohne der Frau wehzutun, die Kontraktion der Gebärmutter zu unterstützen und dem Kind eine Richtung zu geben. Selbst in der außerklinischen Geburtshilfe kann dieser Fundusdruck stattfinden, häufig mithilfe eines Tuches, damit er besonders sanft vonstattengeht. Jegliche gewalttätige Abwandlungen dieses Handgriffs sind fahrlässig und gelten als Körperverletzung. Ich spreche hierbei von kompletten Unterarmen, Ellbogen, Oberkörpern, manchmal auch von beiden Seiten, die sich mit voller Kraft auf den Bauch der Frau pressen. Selbst die WHO, also die World Health Organisation, hat 2018 ein klares Statement zu diesem Handgriff veröffentlicht, welches ausdrücklich davon abrät. Genauso die aktuelle Leitlinie für das medizinische Personal in der geburtshilflichen Betreuung. Das Statement der WHO und auch die Leitlinie sind wissenschaftlich fundiert und von Experten entwickelt worden. Treffen diese Daten und Fakten auf medizinisches Personal, das sich regelmäßig fortbildet und offen gegenüber Neuem ist, werden sie kritisch betrachtet und sinnvoll in die eigene Arbeitsweise eingebunden. Eine Leitlinie leitet. Es sind keine Regeln, aber es sind Grundlagen, die eine Basis schaffen und Individualität in jeder persönlichen Geburtsgeschichte fördern. Treffen diese Daten jedoch auf engstirnige und frustrierte Ärztinnen und Hebammen oder auf falsch und nicht ausreichend ausgebildete Fachkräfte, werden diese Leitlinien mit Spott und Gelächter abgetan.

Wie kann es zu solch einer grausamen Situation kommen? Das habe ich mich oft gefragt, bis ich es selbst erleben musste.

Ich stehe in der Ecke des Kreißsaals, und das schon eine ganze Weile. Ich versuche, mich unauffällig und ruhig zu verhalten und niemandem im Weg zu stehen. Die Frau liegt bereits seit vielen Stunden in den Wehen und das genau ist das Stichwort. Seitdem sie im Kreißsaal ist, liegt sie im Bett. Ich hätte sie so gerne gefragt, ob sie sich hinstellen möchte, ob sie laufen oder knien möchte, oder vielleicht in warmem Wasser den Druck genommen bekommen möchte. Doch meine Angst, von den Hebammen nicht nur kritisiert, sondern dafür verachtet zu werden, stand mir leider im Weg. Die Kraft der Frau schwindet immer mehr. Und ich stehe hier in der Ecke und fühle mich unfähig. Ich höre ihr Wimmern und ihre Verzweiflung. Während der Wehen weiß sie nicht, wie sie sich bewegen und verhalten soll. Man merkt, die Stimmung wird hektischer im Raum, die Herztonüberwachung wird lauter gestellt und die Hebamme macht sich bereit für eine vaginale Untersuchung. Mit den Handschuhen in der Hand setzt sie sich auf den Stuhl ans Ende des Kreißbetts. Die Beine der Frau legt sie in Beinhalter rechts und links vom Bett. Sie dringt mit den Fingern in die Vagina ein und sagt: »Na, pressen Sie mal richtig. Der Muttermund ist offen. In der nächsten Wehe Kopf auf die Brust, tief Luft holen und pressen. Mit aller Kraft.« Die Frau schaut mit großen Augen die Hebamme an, fängt an, hektischer zu atmen, und ich sehe ihr an, dass sie gerade nicht versteht, was passiert. Warum spürt man in diesem Raum so viel zeitlichen Druck? Ist etwas nicht in Ordnung?

Ich stehe einfach nur hier und beobachte, aber ich spüre die Nervosität, die in mir hochsteigt. Ein Gefühl, dass gerade etwas in eine falsche Richtung verläuft. Die Gebärende tut, was man ihr sagt. Sie liegt weiterhin auf dem Rücken, mit den Beinen in den Beinhaltern. Die nächste Wehe kommt und die Hebamme sagt noch mal bestimmend: »Und jetzt richtig pressen. Weiter. Weiter. Weiter. Und noch mal tief Luft holen und weiter.« Das wiederholt sie dreimal, bis auf einmal das CTG anfängt, laut zu alarmieren, die Herztöne des Kindes fallen, auf circa 80 Spm, also deutlich zu wenig. Die Assistenzärztin drückt den CTG-Knopf fester an den Bauch, um die Herztöne besser abzuleiten und auszuschließen, dass es der mütterliche Puls ist. Nach kurzer Zeit steigen die Herztöne wieder an. Die Frau wird weiterhin angeleitet, stark mitzupressen. Die Hebamme untersucht erneut, bleibt während der Wehe mit ihren Fingern in der Vagina und sagt laut: »Weiter, weiter, weiter. Sie müssen mehr mitschieben, sonst wird das nichts.« Die Herztöne bleiben für einige Wehen stabil. Die Assistenzärztin entscheidet sich dazu, einen Wehentropf anzuhängen, den sie bereits vorbereitet in der Hand hält. Es vergehen weitere Minuten und mehrere Wehen und die Frau ruft immer wieder: »Ich kann nicht mehr. Ich will, dass es aufhört.« Sie leidet. So sehr. Man sieht ihr an, wie hilflos sie sich fühlt. Genau das, was während der Geburt nicht sein sollte. Die nächste Wehe kommt und die Herztöne sinken erneut, während die Frau stark mitpresst und die Hebamme sie anleitet, noch stärker und stärker zu pressen. Die Kontraktion ist vorbei und die Herztöne erholen sich wieder.

Für die Assistenzärztin ist es ein Anzeichen dafür, dass die Geburt hier und jetzt schnell beendet werden muss. Das Kind ist bereits tiefer getreten und in der Beckenmitte. Sie erhöht den Wehentropf und sagt zu der Frau: »In der nächsten Wehe helfe ich Ihnen.« Ich frage mich in dem Moment, wie sie helfen will? Vielleicht möchte sie die

Position ändern, sie ins Aufrechte bringen, damit die Gebärende mit der Schwerkraft arbeiten kann. Ich warte gespannt ab und wundere mich, warum sie sich einen Stuhl holt und neben das Kreißbett stellt. Die Hebamme reagiert nicht und bleibt am Bettende zwischen den Beinen bei der Frau sitzen. Sie trägt weiterhin Handschuhe und wartet darauf, dass Kind zu entbinden. Die Ärztin stellt den Stuhl neben das Bett und immer mehr kommt das Gefühl in mir auf, dass keine angemessene Handlung folgen wird. Die Ärztin steigt auf den Stuhl. Die Wehe kommt. Die Hebamme dringt wieder in die Vagina ein und plötzlich beugt die Ärztin sich nach vorne, legt sich mit ihrem Gewicht auf den Oberbauch der Frau, vorangehend die Unterarme und Ellbogen, und drückt mit voller Kraft. Die Frau schreit. Sie schreit um ihr Leben. Das ist kein Wehenschmerz, den sie gerade verspürt, das ist der Schmerz purer Gewalt. Die Hebamme ruft: »Weiter. Los. So wird das nichts. Sie müssen mitmachen.« Die Frau schreit und ruft laut »Nein!«. Die Ärztin löst sich kurz und wartet die Wehenpause ab. Sie erhöht nochmal den Oxytocintropf, ohne Ankündigung, ohne zu fragen. Die Frau weint und ruft immer wieder: »Es soll aufhören.« Die nächste Wehe kommt. Die Frau weint und will diese Wehe nicht. Die Ärztin wirft sich mit viel Druck und ihrem ganzen Oberkörper wieder auf die Frau. Sie schreit, schrille Schreie, die durch meinen kompletten Körper fahren, Schreie nach Leben und danach, dass es endlich aufhört. Sie ruft laut »Stopp«, doch niemand hört sie.

Ich stehe weiter hier in der Ecke und mir wird schlecht. Soll das Geburtshilfe sein? Der kindliche Kopf ist endlich sichtbar und die Ärztin ruft den diensthabenden Oberarzt an und bittet um eine Vakuumextraktion. Ich schaue aufs CTG und die Herztöne des Kindes, die sinken und bei circa 90 Spm liegen, zu niedrig. Doch das wundert mich bei solch einer Herangehensweise nicht. Wieso hat man der Frau nicht angeboten, die Position zu wechseln, auf Toilette zu gehen, die Zeit zu nutzen, ihren Körper schieben zu lassen? Die Wehen waren gut. Die Herztöne waren gut. Warum wurde dieser Zeitdruck aufgebaut? Warum wurde die Frau zum Pressen gezwungen, obwohl sie noch nicht das Bedürfnis danach hatte? Warum hat man bei abfallenden Herztönen in der Wehe den Druck extern mit Gewalt und intern mit künstlichem Oxytocin erhöht, anstatt dem Kind Zeit und Erholung zu geben? All diese Fragen stelle ich mir immer wieder. Es rauscht in meinem Kopf. Immer schneller und schneller. Die Frau schreit und fleht und bettelt, dass sie aufhören sollen. Sie fleht nach einem Kaiserschnitt und alles, was sie zurückbekommt als Antwort, ist: »Na das hätten Sie sich früher überlegen müssen. In der nächsten Wehe müssen Sie jetzt mal vernünftig mitarbeiten und nicht so schreien, sonst sind Sie selbst schuld, wenn Ihr Kind stirbt.« Ich bin wie erstarrt. Der Wehentropf wird von der Ärztin wieder erhöht und kurz darauf folgt die nächste Kontraktion. Die Frau gibt ihr Bestes und presst mit aller Gewalt, die Ärztin wirft sich wieder auf den Bauch, der Oberarzt hat inzwischen die Kiwi-VE, eine Art kleiner Saugknopf, an den Kopf angelegt und sitzt nun dort, wo die Hebamme zuvor gesessen hat, und zieht den kindlichen Kopf aus der Vagina. Die Frau reißt tief ein. Die nächste Wehe wird nicht abgewartet und die Ärztin gibt noch mal starken Druck mit ihren Unterarmen, ihren Ellbogen, ihrem ganzen Oberkörper auf die werdende Mutter.

Das Kind wird entbunden. Es ist schlapp und grau. Die Hebamme nimmt es, nabelt schnell ab und stimuliert, hektisch heißt es: »Ruft die Kinderärzte.« Nach wenigen Minuten erholt sich das Kind, die Pädiater werden nicht gebraucht. Die Hebamme bringt das Kind zur Mutter. Sie weint nicht, sie lacht nicht, sie ist ruhig und ausdruckslos. »Herzlichen Glückwunsch, hier ist Ihr Sohn.« In ein Handtuch eingewickelt wird ihr das Kind auf die Brust gelegt, es weint und weint. Die Mutter kann nicht einmal auf ihr Kind reagieren. Es liegt bei ihr und keine Reaktion ist erkennbar. Der Vater kommt aus der Ecke neben dem Bett hervor und stellt sich ganz ruhig daneben, aber auch er weiß nicht, was er tun und fühlen soll. Die Stimmung im Kreißsaal ist schwer und angespannt. Die Frau hat immer noch ihre Beine im Beinhalter, die Verletzungen bluten, das grelle Licht ist auf ihre Vagina fixiert, ihr Kind schreit und sie selbst sieht so aus, als würde sie es nicht mal hören. »Ich spritze Ihnen schnell noch was, damit die Plazenta schneller geboren wird«, sagt die Ärztin. Bevor die Frau Nein sagen könnte, ist die kleine Spritze mit noch mehr Oxytocin schon am Zugang. Die frischgebackene Mama reagiert auch darauf nicht. Sie ist verletzt und gebrochen, genau wie ich. Ich stehe weiterhin in der Ecke, wie ein Schatten, den keiner wahrnimmt. Das war sie, eine der ersten Geburten, die ich je gesehen habe. Aber ist das wirklich eine Geburt? Kommen so unsere Kinder auf diese Welt? Ich fühle mich angewidert von mir selbst. Ich hätte laut Nein rufen sollen. Immer und immer wieder. Vielleicht hätten sie dann aufgehört, sich an der Frau zu vergehen, sich auf sie draufzuwerfen, ständig die Finger in der Vagina zu haben und sie auf dem Rücken liegen zu lassen, wie ein wehrloses Objekt.

Dieses Erlebnis hat mich erschüttert und gleichzeitig zum Nachdenken gebracht. Dass Fachkräfte, von denen wir es vorher niemals erahnt hätten, so handeln und arbeiten, sogar überzeugt davon sind, dass gewaltvolles Handeln der einzige Ausweg aus solch einer Situation ist, können wir uns nur schwer vorstellen. Jede dieser Personen würde stolz sagen: »Das musste so sein.«

Ich frage dann gern, weshalb sie es nicht dokumentiert haben, wenn es doch eine so notwendige und fundierte Handlung war. Auf diese Aussage folgt kaum eine Antwort. Ich persönlich brauche keine Bestätigung dafür, dass das missbräuchliche Anwenden des »Kristeller-Handgriffs« in all seinen Abwandlungen pure Gewalt darstellt. Ich habe das Fachwissen dazu. Mir ist wichtig, dass die ausführenden Fachkräfte darüber nachdenken und ihr Handeln hinterfragen. Natürlich braucht es viel Mut, sich Fehler einzugestehen und den Entschluss zu fassen, es in Zukunft besser zu machen, aber ich hoffe darauf, dass ein generelles Umdenken unter den Hebammen und Ärzten stattfindet. Ebenfalls wichtig ist mir aber auch, dass unsere werdenden Eltern wissen, dass es nicht normal ist, wenn ihnen solche Dinge passieren, und sie nicht nur Nein sagen dürfen, sondern, wenn notwendig, durch aktives Handeln klare körperliche Grenzen setzen müssen.

»Stellen Sie sich nicht so an, sonst stirbt Ihr Kind« – Machtmissbrauch im Namen des Kindes

Eine Mutter beschützt ihr Kind. Es ist ein Grundinstinkt, wie auch immer sich dieser konkret zeigen mag. Wenn nun eine werdende Mutter möglicherweise nicht so handelt, wie das Fachpersonal es von ihr verlangt, kann das für unempathische Menschen sehr provozierend sein.

Hebammen und Ärztinnen haben sehr machtvolle Berufe. So schlimm es klingt, können diese Fachkräfte den tatsächlichen Ausgang der Geburt in den meisten Fällen stark beeinflussen. Das kann gut oder schlecht sein. Wenn man nun eine Hebamme vor sich hat, die kaum auf die Gebärende eingeht und wenig Empathie zeigt, passiert es schnell, dass sie zu anderen Mitteln greift, damit die Frau »gehorcht«. Möglicherweise droht sie sogar einer werdenden Mutter mit der Gesundheit ihres Kindes. Vielmehr droht sie nicht nur damit, sondern erpresst sie hin zu einer bestimmten Handlung, und das mit der Aussage, dass sie sonst selbst als Mutter schuld sei, wenn ihr Kind stirbt. Ich kenne kaum eine Frau und Mutter, die sich unter diesem Druck nicht anpassen und gehorchen würde.

Einer Mutter während schmerzenden Wehen in einem unmenschlichen Setting vorzuwerfen, dass, wenn sie jetzt nicht so handelt, wie es das Klinikpersonal für richtig empfindet, ihr Kind stirbt, ist Erpressung. In keinem Fall ist Erpressung im Kreißsaal wohlwollend, sinnvoll und geburtsfördernd. Die einzige Reaktion auf solche Aussagen ist pure Panik und Angst. Und was passiert, wenn eine Gebärende Angst, geschweige denn Todesangst, um ihr Kind bekommt? Der Körper geht in den absoluten Notfallmodus und blockiert alles andere und damit auch jegliche Natürlichkeit, die die Geburt fördern würde.

So unglaublich dieser Satz »Stellen Sie sich nicht so an, sonst stirbt Ihr Kind« klingt, ist er traurige Realität. Das erste Mal, als ich während der Begleitung einer Geburt als damalige Schülerin diese Aussage mithören musste, war ich perplex. Ich stand dort wie in einer Schockstarre und dachte mir nur: »Wie bitte?! Wie kann eine Fachkraft so etwas nur sagen?« Die Auswirkungen auf die Frau, wie sie verzweifelt im Kreißbett lag, haben mich noch lange nach diesem Dienst beschäftigt. Der Kreißsaal, in welchem ich damals tätig war, war leider häufig von Gewalt geprägt. Vereinzelte Hebammen und anderes Fachpersonal haben versucht, anders zu arbeiten. Nach einer positiven Berufsethik, menschlich und auf Augenhöhe. Doch jede einzelne Frau, jede einzelne Mutter mit ihrem Kind, der solche Sätze entgegengebracht werden, ist eine zu viel.

Hier eine Situation, die eine Mutter so erlebt und mir aus ihrer Sicht erzählt hat:

Ich war schon eine Weile allein im Kreißsaal. Doch dann kam erneut die Hebamme zu mir und tastete nach meinem Muttermund. So richtig musste sie wohl nicht mehr tasten, denn sie schaute nur und sagte dann: »Sie bekommen jetzt Ihr Kind.« Ich war zu diesem Zeitpunkt im Vierfüßler auf dem Bett. Ich verschwendete auch keinen Gedanken daran, diese Position zu verlassen, als die Hebamme plötzlich sehr forsch zu mir sagte, ich solle mich jetzt sofort auf den Rücken legen. Ich lehnte ab, da eine Geburt auf dem Rücken für mich nicht infrage kam. Sie sagte zu mir: »Jetzt haben Sie sich nicht so. Sie müssen schon mitarbeiten, sonst stirbt Ihr Kind.« Ich war wie gelähmt. Im nächsten Moment kamen die Ärztin und eine Studentin ins Zimmer, und alle drei fassten mich an und legten mich auf den Rücken. Meine Schmerzen wurden in diesem Moment so viel stärker als vorher.

Fachkräften, die machtmissbrauchend arbeiten, ist genau bewusst, wie stark die Aussagekraft dieser Drohung gegenüber einer verletzlichen Gebärenden ist. Sie wissen, dass sie, wenn sie den Fokus auf das Kind legen, die primitiven und alarmierenden Instinkte in einer Frau wecken.

> Diese ganz spezielle Art des psychischen Missbrauchs hinterlässt tiefe Wunden in der Seele der werdenden Mutter. Das Gefühl, dass sie ihrem eigenen Kind schadet, und das schon, bevor es geboren wurde, kann sich noch viele Jahre auf die Mutter-Kind-Beziehung und auf die Beziehung zu sich selbst als Frau und Mutter auswirken.

Wie tiefgehend solch ein psychischer Missbrauch junge Familien beeinflussen kann, merke ich immer wieder im Wochenbett. Es muss nicht speziell der genannte Satz sein, der sich eingebrannt hat, es kann sich auch um jegliche andere Drohung bezogen auf das Kind und dessen Wohlbefinden handeln. In vielen Fällen greifen diese Aussagen die natürliche Intuition der Mutter an. Gerade beim ersten Kind ist sowieso alles neu und unbekannt, und man neigt dazu, sich schnell zu hinterfragen, aber nach solch einer übergriffigen Erfahrung merkt man einigen Frauen an, dass sie sich selbst in ihrem Sein und Einschätzen als Mutter überhaupt nicht mehr vertrauen. Es wirkt auf mich häufig so, als hätten die Frauen tief in sich drin das Gefühl vermittelt bekommen, sie müssten erst lernen, was es bedeutet, Gutes für das eigene Kind zu wollen und demnach zu entscheiden. Trifft man dann in den ersten Tagen des Wochenbetts auf Menschen, die sagen: »Sei doch froh, dein Kind ist gesund«, macht es das psychische Spiel perfekt. Es signalisiert den frischgebackenen Müttern, dass die Handlungen und Aussagen des missbrauchenden Personals rechtens waren, weil es ansonsten dem Kind jetzt nicht mehr gut gehen würde.

Ein lebendes und nach außen hin gesundes Kind reicht nicht aus. Es kann nicht die Grundlage und das ausschlaggebende Bewertungskriterium einer guten Geburtshilfe sein, dass Mutter und Kind überleben. Wir leben nicht mehr im Mittelalter. Es gibt deutlich mehr Faktoren, die in eine angemessene und vor allem menschliche Geburtshilfe hineinspielen. Wenn wir so viele Bedenken um das Wohlergehen unserer Kinder hätten und es einfach nur darum gehen würde, dass diese gesund zur Welt kommen, dann würden wir eine hundertprozentige Bauchgeburten-Rate (Kaiserschnitt-Rate) bewerben. Das ist und wird aber auf gar keinen Fall passieren, denn es ist eben nicht das Beste für Mutter und Kind, vorweg geplant in den OP-Saal geschoben zu werden und die Natur zu umgehen.

Es geht um mehr als nur ums pure Überleben. Es geht um körperliche Unversehrtheit, emotionale und liebevolle Bindungen, die aufgebaut werden. Es geht darum, den Grundstein für den Start ins Leben zu legen, und der braucht mehr Wohlwollen, mehr Aufmerksamkeit, mehr Gemeinschaft. Das alles ist es, was die Sicherheit einer Geburt ausmacht. Damit fördern wir die Geburt. Wir werden keinen Geburtsfortschritt erreichen, wenn wir unsere Schwangeren und werdende Mütter weiterhin mit ihrem eigenen Kind erpressen und ihnen jegliche Selbstbestimmung nehmen. Wir zwingen unsere Frauen dazu, dass ihre Kinder von ihnen »entbunden« werden. Wir zwingen sie dazu, anders zu denken, Angst und Panik zu haben.

Allein wenn man sich das Wort »Entbindung« mal genauer anschaut, merkt man auch hier ein seltsames Gefühl, welches sich im Bauch breitmacht. Wollen wir wirklich unsere Kinder von uns »ent-binden«? Fangen wir schon bei der

Geburt an, sie dazu zu zwingen, eigenständig zu sein? Ist das nicht auch schon ein Anzeichen dafür, dass wir die Bedürfnisse unserer Kinder schon bei der Geburt nicht richtig wahrnehmen, weil Fachpersonal mit solchen Begriffen und Aussagen versucht, uns in eine Richtung zu drängen?

Mir ist bewusst, dass es für manche erst einmal sehr weit hergeholt scheint, dass ein Begriff wie »Entbindung« solche Auswirkungen haben kann und schon das Sein unserer Kinder angreift. In meinen Augen sind es jedoch häufig die kleinen und unterschwelligen Botschaften, die wir uns selbst und unserem ungeborenen Kind mitgeben.

> Immer wieder fallen Worte und Sätze wie »Entbindungstermin«, »Entbindung«, »Ich gehe zu der Entbindung meines Kindes dorthin«. Dabei wollen unsere Kinder geboren werden und ganz viel Bindung behalten und noch viel mehr aufbauen.

Keines unserer ungeborenen Kinder denkt sich »Ich will von meiner Mama entbunden werden«. Auch hier legen wir unseren Kindern schon Emotionen und Wörter dazu in den Mund, was gut, richtig und gesellschaftlich angesehen ist. Aber unsere Neugeborenen sind nach der Geburt komplett abhängig von ihren Eltern, und das ist gut so. Wir müssen damit aufhören, das Gebären unserer Kinder als den klinischen Entbindungsprozess anzusehen, zu dem es sich leider entwickelt hat. Unsere Kinder wollen leben, erleben und fühlen und dabei so sein, wie sie sind. Das Gleiche gilt für unsere Mütter. Sie sollen nicht von Beginn an das Gefühl vermittelt bekommen, dass sie nicht wüssten, was ihr Kind braucht. Die Intuition und das Bauchgefühl einer Mama sind einzigartig und müssen gefördert werden. Wir dürfen Mutter und Kind nicht gegeneinander ausspielen, egal ob es um den Ausdruck der Entbindung voneinander geht, oder um das Erpressen der Mutter während der Geburt mit dem Leben ihres Babys.

Diese missbrauchenden Fachkräfte sind es, die unsere Mütter zu ihrem eigenen größten Feind machen. Sie nutzen das ungeborene Kind, um Druck aufzubauen, und überschreiten damit jegliche Grenzen, nicht nur die der Mutter, sondern auch die des Kindes. Könnten unsere ungeborenen und frisch geborenen Kinder für sich selbst sprechen, bin ich mir sicher, dass keines von ihnen damit einverstanden wäre, wenn ihre Geburt dazu missbraucht wird, die eigene Mama zu erpressen. Dieses Vorgehen hat nicht nur mit Unprofessionalität zu tun, sondern schlichtweg mit Unmenschlichkeit.

»Die Geburt hallt in mir bis heute nach.«

Es sind Sätze wie diese, die uns klarmachen müssen, was für eine enorme Verantwortung und was für ein großes Privileg es ist, Geburten, in welcher Form auch immer, begleiten zu dürfen. Gebärende sind und dürfen verletzlich sein. Das ist ein Prozess des Mutterwerdens, der von der Natur so geschaffen wurde. Mutter und Kind sind ein Team und genau in diesem Sinne müssen das Setting und das Zusammenspiel gefördert werden.

Die Hintergründe der Macht – Wenn der Kreißsaal zum rechtsfreien Raum wird

Was passiert in einem Menschen, der einen Beruf mit viel Verantwortung ausübt? Im Idealfall macht er sich jeden Tag aufs Neue bewusst, was für eine enorme Macht er oder sie über die Menschen hat, die sich dazu entschieden haben, die Betreuung in die Hände dieser Person zu legen. Die Zusammenarbeit zwischen Menschen kann in vielen Fällen eine Herausforderung sein, doch egal wie unterschiedlich die Ansichten der beteiligten Personen sind, die Macht der Fachkraft sollte niemals von dieser selbst missbraucht werden.

Was genau ist aber damit gemeint, wenn Menschen behaupten, dass hinter den Kreißsaaltüren ein rechtsfreier Raum herrscht?

Es geht vor allem darum, dass Hebammen und Ärzte im Kreißsaal durch die Fehler im Gesundheitssystem auf eine gewisse Art und Weise unangreifbar gemacht werden. So traurig die Tatsache ist, dass die Rahmenbedingungen unpassend sind, finde ich den Fakt viel dramatischer, dass es Personal gibt, das diese dunklen Ecken des Systems ausnutzt, egal ob bewusst oder unbewusst.

Ich selbst erinnere mich noch genau an den Moment, in dem ich diese Aussage das erste Mal gehört habe. Es war während meiner Ausbildungszeit, und die Hebamme, die in diesem Dienst für mich zuständig war, hielt es für wichtig, mir das mitzuteilen. Sie lief durch den Flur, ich ihr hinterher. Dann verlangsamte sie ihren Schritt, drehte sich halb zu mir um, zog den Mundwinkel hoch zu einem verschmitzten Grinsen und sagte mir genau das oben Geschriebene. Ich war fassungslos und konnte nichts sagen. In welchem verdrehten Universum eines menschlichen Wesens gibt es einen rechtsfreien Ort, an dem Frauen und ihren Kindern alles angetan werden darf, solange man es irgendwie als Notfallmaßnahme deklarieren kann? Wie kann man so abgestumpft und falsch ausgebildet worden sein, dass man versucht, einer gebärenden Frau ihre Rechte zu entziehen, um sich durch Machtspiele selbst besser zu fühlen und Anerkennung zu erhaschen?

Ich betone an dieser Stelle nochmals, dass es viele menschliche und professionell arbeitende Fachkräfte gibt, die solche Aussagen niemals treffen würden, jeden Tag ihr Bestes geben und definitiv mehr Anerkennung verdient hätten. Doch hinter der Problematik »Gewalt in der Geburtshilfe« stecken eben nicht diese empathischen Fachkräfte, sondern diejenigen, die das kaputte System und die Unwissenheit der Frauen beschuldigen und für ihre eigenen Taten verantwortlich machen. Das sind Menschen, die den Frauen am Ende der Geburt sagen: »Sie sind selbst schuld, wenn das hier ein Kaiserschnitt wird.« Es sind häufig Menschen, die über Jahre und Jahrzehnte hinweg immer weiter in ihren eigenen Handlungen gefangen sind und ihre Fehler nicht sehen können. Die Kompetenz der Selbstreflexion besitzen sie nicht.

Eine andere Erklärung für ein solches Verhalten und das Absprechen der Grundrechte eines anderen Menschen gibt es für mich nicht. Doch wie kann es sein, dass all das geduldet wird? Es sind die veralteten hierarchischen Strukturen und der extreme Fachkräftemangel, die diese unethisch arbeitenden Fachkräfte fast schon unantastbar machen. Das ist ein Problem, das es generell in medizinischen Institutionen gibt, jedoch ist es in der Geburtshilfe noch stärker vertreten, da Fehler und unrechtmäßiges Handeln am Ende des Tages oft nicht gesehen und überspielt werden, weil Mutter und Kind meist wohlauf sind oder zumindest auf den ersten Blick den Anschein erwecken, sie wären es. So viele Frauen verlassen den Kreißsaal und am Ende die Wochenbettstation und sind überzeugt davon, dass das, was ihnen passiert ist, eben genau so sein musste, damit ihr Kind nicht stirbt. Das bedeutet, in vielen Fällen wird ihnen von den Fachkräften und dem privaten Umfeld zusätzlich vermittelt, dass sie doch Dankbarkeit zeigen sollten, anstatt sich zu beschweren, denn immerhin sei doch jetzt alles in Ordnung und das wäre ja schließlich das Wichtigste. Der Satz »Seien Sie doch froh, immerhin ist Ihr Kind gesund« ist am Ende von vielen Geburten bereits gefallen. Es signalisiert den Frauen, dass dieses schlechte Gefühl, diese Ungerechtigkeit und diese Misshandlung, die sie in sich spüren, angeblich nicht gerechtfertigt sind.

Hier gilt der Leitsatz: Gewalt ist es, wenn sie der Mensch als solche empfindet. Der Täter beziehungsweise die Täterin hat das nicht zu entscheiden. Die Hebammen und Ärzte, die unsere Geburtshilfe in solch einen Zustand versetzt haben, versuchen mit verbaler Gewalt und Druckausübung den Müttern zu vermitteln, dass sie als medizinische Fachkraft keine andere Wahl hatten und so handeln mussten. In den meisten Fällen sichern sie sich damit ab, dass in der Dokumentation keine dieser gewalttätigen Handlungen erwähnt und bei jeder Intervention hinzugeschrieben wird: »Nach ausführlicher Aufklärung und Einverständnis der Gravida« (Gravide = Gebärende). Ob das so passiert ist oder nicht, ist irrelevant. Für die unethisch arbeitenden Hebammen und Ärztinnen ist es ihre Versicherung. Arbeiten diese Personen zusätzlich noch in einer Hierarchie, die eine forcierte Geburtshilfe als sinnvoll empfindet und unterstützt, haben sie die komplette klinische und rechtliche Unterstützung hinter sich, was es im Falle der Frauen schwer macht, dagegen vorzugehen, wenn sie realisiert haben, was ihnen angetan wurde. Viele der betroffenen Mütter, die die Geburt ihres Kindes noch Jahre später beschäftigt, merken erst nach einiger Zeit, dass das, was ihnen passiert ist, möglicherweise weder angemessen noch medizinisch korrekt oder menschenfreundlich war. Das erschwert den Prozess der Beschwerde ebenfalls.

Diese Zustände dürfen auf keinen Fall weiter toleriert

werden. Wir müssen diese Themen öffentlich diskutieren, um das Bewusstsein für Gewalt während der Geburt zu erhöhen und den Zugang zur Justiz für betroffene Frauen zu verbessern. Wir müssen uns vernetzen und laut werden. Laut Statistischem Bundesamt gab es 2022 in Deutschland 738.819 Geburten.

Wenn jede zweite Frau während der Geburt betroffen ist von Gewalt, egal in welcher Form, dann sind das 369.410 Mütter mit Kindern, die während der Geburt diese menschenunwürdigen Erfahrungen erleiden. Das ist unglaublich viel, und an dieser Zahl müssen wir drastisch arbeiten, denn es kann nicht sein, dass unsere werdenden Mütter auch zukünftig Opfer von machtmissbrauchenden Fachkräften werden, die tagtäglich durch ihr klinisches Umfeld Schutz erfahren.

Wie schaffen wir es, dass neben den fachlichen Kenntnissen auch die menschlichen Fähigkeiten als notwendig anerkannt und nicht nur beim Staatsexamen überprüft werden, sondern auch im fortlaufenden Berufsleben?

Ich sehe hier als Lösungsansatz die Pflichtteilnahme an Supervisionen innerhalb jedes Kreißsaalteams, um Fälle neu zu durchleuchten, die menschliche Seite zu sehen und zum Nachdenken angeregt zu werden. Dabei müssen die Psychologinnen die Befugnis haben, mit auffällig arbeitendem Personal individuell in Einzelgesprächen in den Austausch zu gehen und basierend darauf eine Arbeitstauglichkeit auszustellen, oder eben auch nicht. Der Personalmangel darf keine Ausrede dafür sein, dass machtmissbrauchende gewalttätige Mitarbeitende nicht erkannt werden und keine Konsequenzen tragen müssen. Das ist weder fair den Frauen und Familien gegenüber, noch der Kollegenschaft oder dem Klinikbetrieb. Natürlich bedeutet das gleichzeitig mehr Kosten für das Unternehmen. Doch finanzielle Fehlstrukturen im System müssen genau durch solche neuen Forderungen erkannt und behoben werden.

Klinische Geburtshilfe – Die gesunde Geburt in einem kranken Wirtschaftsbetrieb

Warum sprechen wir grundsätzlich von klinischer und außerklinischer Geburtshilfe? Es erscheint so, als wären es zwei komplett verschiedene Welten, zwischen denen man sich entscheiden müsste. Dabei ist es im Endeffekt egal, wo wir uns befinden, denn es ist die Geburt eines kleinen neuen Menschen, um die es geht. Und genauso wie Hebammen und Ärzte sollten auch die außerklinische und klinische Geburtshilfe Hand in Hand gehen und sich ergänzen.

Viel zu oft stecken wir in einem Konkurrenzkampf zwischen Fachbereichen fest, welcher sich nicht nur schlecht auf unsere Arbeitsbedingungen, sondern vor allem auch auf die Qualität unserer Geburtshilfe auswirkt.

Unser System sollte mehr sein als nur schwarz-weiß. Jeder Geburtsort hat seine Berechtigung. Doch es ist eben nur der passende Geburtsort, wenn eine Frau zuvor objektiv über alle Möglichkeiten aufgeklärt wurde und selbstbestimmt eine Entscheidung treffen konnte. Nicht jede Familie passt von vornherein in ein klinisches Umfeld, und nicht jede in ein außerklinisches. Wir müssen die werdende Mutter, das ungeborene Kind, ihre Anamnese, Wünsche und Bedürfnisse ernst nehmen und im Anschluss gemeinsam entscheiden: Sind wir in einem gesunden und natürlichen Verhältnis, welches womöglich in einem außerklinischen Setting am besten aufgehoben wäre? Oder brauchen wir von Beginn der Geburt an ärztliche Unterstützungen, da es Parameter gibt, die während der Geburt kritisch beobachtet werden müssen und ein Risiko darstellen?

Auch das ist eine schmale Gratwanderung. Kein Mensch ist von Grund auf gesund oder krank. Das trifft auch auf eine schwangere Frau zu. Doch innerhalb einer ganzheitlichen Betreuung durch Hebamme und Ärztin kann die Frau sich alle notwendigen Informationen einholen und im Endeffekt dort gebären, wo sie sich selbst sicher und wohlfühlt. Es ist eine individuelle Entscheidung, bei der wir nicht von vornherein jeder Schwangeren den Stempel der Klinikgeburt aufdrängen müssen. Die bereichsübergreifende und wohlwollende Zusammenarbeit zwischen Hebamme und Ärzteschaft ist hier die Basis der Ganzheitlichkeit.

> Wir Hebammen sind die Fachkräfte für die physiologische Schwangerschaft, Geburt und das Wochenbett. Wir unterstützen und erhalten mit unserer Arbeit den gesunden Zustand von Mutter und Kind. Wir erkennen Abweichungen und ziehen ärztliche Unterstützung hinzu, falls wir die Notwendigkeit dazu sehen, um Mutter und Kind zu schützen. Ein Arzt oder eine Ärztin wird grundsätzlich dazu ausgebildet, den krankhaften Zustand zu diagnostizieren und zu behandeln.

Die Arbeits- und Herangehensweisen sind also von Grund auf unterschiedlich, aber ergänzen sich sehr gut, wenn man wohlwollend und kollegial mit dem Gegenüber im Austausch ist. Hier haben meiner Meinung nach Konkurrenzkampf und Machtspiele keinerlei Raum verdient. Das ist in der Realität leider häufig anders. Für die Betreuung und das Geburtssetting ist es jedoch wichtig, dass die Frau ihre gesunde Schwangerschaft in der Geburt zum Höhepunkt kommen lassen darf, ohne dem klinischen Druck zum Opfer zu fallen.

Eine natürliche Geburt nach einer unauffälligen Schwangerschaft braucht meistens ganz andere Bedingungen als eine Geburt, die eine schwierige Schwangerschaft beendet (und dies eventuell sogar geplant aus Sicherheit für die Gesundheit von Mutter und Kind). Wir können also ganz klar unterscheiden zwischen einer Geburt, die bei einer Hebamme in den besten Händen ist, und einer Geburt, die neben der Hebammenbetreuung ärztliche Hilfe benötigt, auch wenn eine Frau niemals ausschließlich krank oder ausschließlich gesund ist.

Die Physiologie einer Geburt ist etwas Wunderschönes und ein Grundsatz, den wir uns immer wieder vor Augen führen müssen. Eine schwangere Frau ist nicht krank. Eine Geburt ist nicht von vornherein Teil der Pathologie, also des Krankhaften. Die Geburt an sich ist ein sich selbst regulierendes System, das von Zeit, Geduld und bedürfnisorientiertem Wohlwollen profitiert. Wenn die Geburt aber einen erschwerten Verlauf annimmt und wir Hebammen die ärztliche Fürsorge hinzuziehen, dann befinden wir uns, zumindest mit Anteilen, in der Pathologie, also im krankhaften Verlauf. Auch wenn hier die Grundsätze der Geburt, also was die Frau braucht, generell bleiben, so kann es trotzdem bedeuten, dass Interventionen sinnvoll und notwendig sein können. Das machen die Möglichkeiten unserer eigentlich so fortschrittlichen Medizin aus. Wir können die natürliche Geburt in ihrem Sein begleiten und eben auch die erschwerte Geburt im krankhaften Verlauf unterstützen, sodass Mutter und Kind in jedem Szenario sicher aufgehoben sind. Der überschneidende Punkt ist und bleibt jedoch die primäre Betreuung durch eine Hebamme, welche immer, so gut es geht, die Natürlichkeit der Geburt fördert. Das haben die außerklinische und klinische Geburtshilfe also immer gemeinsam: die hoffentlich wohlwollende und beschützende Hand der Hebamme, wenn die Frau danach sucht. Den Unterschied zwischen der Physiologie und der Pathologie sollten wir uns immer wieder vor Augen führen. Das, was für die eine Gebärende richtig, gut und sinnvoll ist, muss nicht für eine andere passen. Genau jetzt sollten wir uns die Frage stellen, wie es sein kann, dass wir krampfhaft versuchen, die natürliche Geburt in ein klinisches System zu zwängen, welches darauf ausgelegt ist, Kranke zu behandeln und damit Profit zu machen.

Was ist eine physiologische und was ist eine pathologische Geburt?

- *physiologische Geburt:* Nach einer unauffälligen Schwangerschaft wird eine natürliche Geburt ohne Risiken angestrebt, die ohne Komplikationen verläuft. (Fachbereich Hebamme)
- *pathologische Geburt:* Die Geburt beinhaltet entweder von vornherein Risiken, die eine engmaschige Betreuung voraussetzen, oder die natürliche Geburt nimmt einen krankhaften Verlauf, welcher ärztliche Unterstützung und Interventionen nötig macht. (geteilte Betreuung durch Hebamme und Ärztin)

Mit dem Fortschritt der Zeit kamen auch einige Missverständnisse innerhalb der Betreuung von Schwangerschaften, Geburten und im Wochenbett auf, gerade zwischen Gesundheit und Krankheit. Dabei erscheint mir dieser Satz wichtig: »Mit der Entwicklung der modernen Medizin wurde die Geburtshilfe sicherer.« Das ist eine beispielhafte Aussage, die so erst mal logisch erscheint und der man oft in Büchern und Artikeln begegnet. Ich habe jedoch einen Einwand, warum ich auch den Satz wie folgt umformulieren würde:

»Mit der Entwicklung der modernen Medizin wurde die Pathologie, also die krankhafte Seite, der Geburtshilfe sicherer.«

Der am meisten verbreitete Ablauf der aktuellen Geburtshilfe ist, dass man zur Geburt des Kindes in ein Krankenhaus oder in eine Klinik geht und fast immer von fremden Fachkräften betreut wird. Zwei bis drei Tage nach der Geburt wird man dann entlassen und das Wochenbett kann zu Hause losgehen. Dieses Vorgehen hat sich so eingebürgert, was aber nicht bedeutet, dass es für jede Schwangere und werdende Mama der richtige Weg ist. Zu Hause angekommen, steht der erste Hebammenbesuch an, wenn man das Glück hat, eine Hebamme gefunden zu haben, die noch Kapazität für die Betreuung im Wochenbett hat. Wie es aussehen kann, wenn eine ursprünglich natürliche Geburt in ein klinisches System gedrückt wird, in dem sie nicht individuell behandelt und unterstützt wird, erkennen wir hier an einem meiner Wochenbettbesuche:

Die Wohnungstür öffnet sich vor mir und ich betrete den Flur. Wie jedes Mal freue ich mich auf eine neue Familie, ein neues Zuhause, einen neuen Menschen, den ich begrüßen darf. Ich gehe ins Wohnzimmer, stelle meinen Rucksack ab und beginne die Dokumentation des Besuchs. Ich spreche mit dem Vater, wie es ihm geht und wie die erste Nacht zu Hause war. Er wirkt sehr erschöpft und leicht bedrückt. Seine Frau kommt einige Minuten später aus dem Bad, ich stelle mich ihr vor und kriege allein vom Blick in ihr Gesicht und in ihre Augen ein ganz mulmiges Gefühl im Bauch. Ich schaue in rot unterlaufene Augen, geschwollene Tränensäcke und ich spüre eine kraftlose, schmerzhafte und eingeschüchterte Ausstrahlung. Ich weiß sofort, dass hier etwas ganz und gar nicht stimmt. Nach ein paar Minuten oberflächlichen Gesprächs fängt sie an, von der Geburt zu erzählen. Sie wurde mehrere Tage medikamentös mit verschiedenen Verabreichungsformen von Prostaglandinen eingeleitet. Es war nicht ihr erstes Kind und sie beschreibt die Wehen als unnormal schmerzhaft und deutlich intensiver, als sie es kannte. Die Wehen ließen immer wieder nach, was typisch für künstlich herbeigeführte Kontraktionen durch Medikamente ist. Nach mehreren

Tagen des Einleitungsprozesses war ihre komplette Vagina und Vulva angeschwollen, der Gebärmutterhals laut Hebamme ödematös und gereizt. Sie fühlte sich insgesamt erschöpft und niedergeschlagen. Doch es wurde keine Pause gemacht. Ihr wurde gesagt, sie müssten jetzt weitermachen, woraufhin ihr erneut Einleitungsgel vaginal verabreicht wurde. Wenige Stunden später begann ein Wehensturm, der ihr komplett den Boden unter den Füßen wegriss. Sie bekam eine PDA, um die Schmerzen ansatzweise auszuhalten. Diese saß aber nicht richtig und der gesamte Prozess zwischen Dauer-CTG und weiteren Schmerzmitteln war alles andere als wohltuend. Plötzlich ging alles sehr schnell. Der Muttermund öffnete sich innerhalb einer halben Stunde von drei Zentimetern auf vollständig eröffnet und das Kind begann tiefer zu treten. Sie lag weiterhin im Bett an so vielen Kabeln, erschöpft von den Tagen, die hinter ihr lagen. Plötzlich standen viele Ärzte um sie herum.

Nun kann sie nicht weitererzählen. Ihr Blick sinkt in ihren Schoß und ich kann sehen, wie sie mit den Tränen kämpft. Ihr Mann fährt fort. Er wartete zu diesem Zeitpunkt der Geburt in der Ecke und verstand nicht, was gerade passierte. Alles wurde auf einmal hektisch und es hieß, der pH-Wert im Blut des Kindes, der zuvor gut gewesen war, sei gesunken und das Kind müsse sofort geboren werden. Er erinnert sich noch genau an das, was passierte, weil er so schockiert ist. Beim Erzählen merkt man ihm an, wie sehr er es noch vor sich sieht und selbst darunter leidet. Die Ärztin holte einen Stuhl, stellte ihn neben das Bett der Frau, kniete sich ganz nah an die Frau heran. Von der anderen Seite kam noch eine Ärztin, die sich ebenfalls nah an die Frau stellte. Niemand erklärte, was gleich passieren würde. Sobald die nächste Wehe kam, drückten sich beide Ärztinnen mit jeweils beiden Unterarmen, Ellenbogen und dem kompletten Oberkörper auf die Frau, mit voller Kraft und Schwung. Der Mann sagt, es sei pure Gewalt gewesen. Er fühlt seine Panik und seine Angst noch genau. Die Frau weint leise in sich hinein, hält die Arme vor sich und es wird klar, dass das, was ihr angetan wurde, sie nicht nur körperlich, sondern auch seelisch verletzt hat. Sie meint zu mir, dass sie bei ihrer ersten Geburt kaum Verletzungen hatte und jetzt sei ihr

Damm gerissen, die Vagina ebenfalls und beide Verletzungen seien sehr tief, sodass sie lange genäht werden musste. Sie sagt selbst, sie erkenne sich kaum wieder und sie verstehe nicht, was und warum das alles passiert ist. Beide schauen mich mit so vielen Fragen und Ängsten an, und in mir steigt eine Wut auf, die hier natürlich keinen Platz hat. Ich erkläre den beiden, dass das, was passiert ist, nichts mit wohlwollender menschlicher und vor allem natürlicher Geburtshilfe zu tun hat. So wie der Mann es empfunden hat, war es auch: Es war pure Gewalt. Ausgeübt von misshandelnden Fachkräften eines kranken Systems, welches Gewalt als Notfallmaßnahmen rechtfertigt und barbarische Praktiken anwendet, um am Ende als der oder die große Retterin von Mutter und Kind dargestellt zu werden.

Doch dieses kranke System, dieses Kartenhaus, welches die letzten Jahre hinter verschlossenen Türen aufgebaut wurde, wird zusammenbrechen, und ich selbst als Hebamme, meine Kolleginnen und all die Frauen, die die Rippenbrüche und blauen Flecken von dem gewaltvollen Herauspressen ihrer Kinder kennen, werden in den rechtlichen und politischen Streit ziehen.

Worüber ich oft nachdenke, wenn mir solche Schicksale begegnen, ist die Frage, wie sich wohl diese Fachkraft fühlt, sobald er oder sie den Kreißsaal nach solch einer forcierten Geburt verlässt. Als der große Retter von Mutter und Kind? Fühlt er oder sie sich bestätigt, dass diese barbarische Arbeitsweise angemessen ist? Was für ein verzerrtes Bild ein Mensch von seiner eigenen Arbeit haben muss, um ein solches Handeln in irgendeiner Art und Weise vor sich selbst zu rechtfertigen, ist mir ein Rätsel.

Genauso furchtbar finde ich es, welches Bild solche Menschen auf alle anderen Hebammen, Ärzte und Geburtshelferinnen werfen, die jeden Tag gegen diese Praktiken angehen und eine wunderschöne selbstbestimmte Geburtshilfe ausüben und versuchen zu verbreiten. Viel zu oft finden diese machtmissbrauchenden Fachkräfte Gehör, weil sie einschüchternd und dominierend sind. Und die kranken Wirtschaftsbetriebe stehen hinter ihnen, anstatt sie zur Rechenschaft zu ziehen. Und warum? Dafür findet wahrscheinlich jede Klinikleitung eine eigene Begründung. Überschneidungen im Bereich des finanziellen Faktors sind definitiv nicht zu leugnen. Diese Hebammen und Ärzte sind es, die am Ende vom Tag durch Interventionen der Klinik so einiges an Geld bringen. Das Nichthandeln lohnt sich schlichtweg nicht.

> Wer will schon gesunde Frauen,
> die zehn Stunden lang einen Kreißsaal belegen?

Allein daran sollte man bereits merken, dass die natürliche Geburt nicht ausschließlich in das klinische System passt. Außerdem passen die wirtschaftlichen Betriebsstrukturen nicht zu einer medizinischen Institution, die somit auf ständiges Handeln ausgelegt ist. Wieso ist es zu einer Art Selbstverständlichkeit geworden, zur Geburt in Krankenhäuser und Kliniken zu gehen? Natürlich spielen dafür die Vergangenheit und die Geschichte der Geburtshilfe eine große Rolle, aber nichts davon rechtfertigt die aktuellen Zustände.

Eine viel größere Frage, die wir uns stellen sollten, ist, wann es passiert ist, dass wir Menschen und besonders wir Frauen das Vertrauen in uns selbst und in unseren Körper verloren haben. Seit wann akzeptieren wir es, dass unser Schicksal schon so gut wie vorherbestimmt ist? Wieso lassen wir uns sagen, wo wir unsere Kinder gebären werden? Die klinische Geburtshilfe hat sich in unserer Gesellschaft Stück für Stück eingeschlichen und ihre Daseinsberechtigung damit begründet, dass sie die Mortalitätsrate von Mutter und Kind fast komplett habe verschwinden lassen. Und das ist wunderbar. Genau dafür, um krankhafte Verläufe zu behandeln und zu betreuen, dafür sind Ärzte und ein klinisches Umfeld sinnvoll.

Doch was ist in unseren Köpfen passiert, dass wir alle grundsätzlich vom Schlimmsten ausgehen und uns selbst als krank betrachten, bevor wir unsere Gesundheit hervorheben und fördern? Wir sind so darauf fixiert, das Schlechte so früh wie möglich zu erkennen, dass der ganze Stress, der damit in Verbindung steht, wie eine selbsterfüllende Prophezeiung über uns schwebt. Seit wann gilt ein wirtschaftlicher Betrieb, welcher darauf ausgelegt ist, kranke Menschen wieder gesund werden zu lassen, als ein angemessener Geburtsort für unauffällige Geburten und Schwangerschaften?

Die Frage nach der Sicherheit wird hier wieder präsent. Unser Verständnis von Sicherheit hat sich in den letzten Jahrzehnten extrem geändert. Das Vertrauen in uns selbst und unsere Selbstwirksamkeit wird so schnell von uns angezweifelt, stattdessen ist der Mensch im weißen Kittel der ultimative Beschützer für Mutter und Kind. Die ärztliche Betreuung ist ein so wichtiges und in manchen Fällen auch notwendiges Angebot, aber es ist eben nicht die einzig wahre Grundstruktur für das natürliche Gebären. Wir selbst und unser Körper sind immer noch der wichtigste Faktor für die Geburt, wir gebären unsere Kinder. Die klinische Geburtshilfe und ihre Mitarbeiter entbinden unsere Kinder von ihren Müttern. Es ist ein passiver Prozess, welcher schnell eine natürliche Geburt in einen klinischen Ablauf verwandelt und zu viele geburtshilfliche Notfälle entstehen lässt.

Wir müssen wieder beginnen zu unterscheiden zwischen gesund, natürlich, wohlwollend und selbstbestimmt und auffällig, krankhaft, überwachungspflichtig. Ein Krankenhaus und eine Klinik sind genau für den zweiten Ablauf zuständig. In den letzten Jahrzehnten haben sich viele Krankenhäuser ein Team aus Hebammen aufgebaut, welches jeden Tag sein Bestes gibt, um den gesunden Zustand einer Schwangerschaft und einer Geburt zu unterstützen und zu beschützen, aber auch das ist aufgrund des Systems einfach nur begrenzt möglich. Im Endeffekt ist eine medizinische Institution immer auch ein Wirtschaftsbetrieb, welcher lukrativ arbeiten muss. Natürlich gilt das für Geburtshäuser und freiberufliche Hebammen ebenfalls, doch vertritt die außerklinische Geburtshilfe einen grundsätzlich anderen Ansatz und kalkuliert finanziell auch anders.

Arbeitet man in großen Kliniken, merkt man schnell, dass viel zu häufig über die Kapazitäten des Personals gearbeitet wird, und das nicht nur in Situationen, die medizinisch unbedingt notwendig sind. Gerade in der Geburtshilfe gibt es das große Thema der Geburtseinleitung, welche niemals eine Notfallhandlung ist. Kliniken und Krankenhäuser sind zu gewissen Zeiten immer wieder überfüllt, genauso die Geburtenstationen. Wenn an solchen Tagen nun auch mehrere Geburtseinleitungen geplant sind, gilt es, Prioritäten zu setzen und die Kapazitäten der Hebammen und Ärzte zu bedenken. Wie häufig habe ich schon Diskussionen zwischen Oberarzt und Chefärztin miterlebt, in welchen es darum ging, den Kreißsaal für ein paar Stunden zu schließen, weil einfach keinerlei Kapazitäten der Räumlichkeiten und Mitarbeitenden mehr verfügbar waren, oder zumindest zu priorisieren, welche Frauen gerade angenommen werden. Hierüber sollte nicht mal ansatzweise diskutiert werden, denn es geht schlichtweg um die Gesundheit von Mutter und Kind. In meinen Augen ist es fahrlässig, medikamentös eine Geburt einzuleiten, wenn die Hebammen klar und deutlich sagen, dass aktuell die Zeit für die Betreuung fehlt. Im Endeffekt werden dadurch mehrere Frauen nicht die Betreuung erhalten, die sie für eine selbstbestimmte Geburt brauchen und verdient hätten. Diese Gebärenden fallen viel zu oft dem klinischen System des Wirtschaftsbetriebs zum Opfer, das nicht weiß, wann es genug ist.

Wir müssen aufhören zu versuchen, mit unseren gesunden Frauen Geld zu machen. So grausam es auch klingen mag, bringen Interventionen wie Einleitungen, PDAs, CTGs, Schmerzmittel, Ultraschalluntersuchungen und, und, und mehr Geld. Mit einer gesunden Frau und einer natürlichen, selbstbestimmten Geburt, die gerne auch mal zwanzig Stunden dauert, ohne jegliches Eingreifen, verdient eine Klinik kein Geld. Die Gebärende belegt den Kreißsaal, einen Raum, den die Klinik nutzen könnte, um eine weitere Frau einzuleiten und ans CTG zu legen. Es klingt makaber und zum Glück arbeitet nicht jeder Chefarzt nach dieser Philosophie, aber leider immer noch zu viele. Und dabei liegt es an uns Frauen, zu sagen, ob wir uns in Räumlichkeiten begeben, die dazu ausgelegt sind, das Kranke zu heilen, oder ob wir auf uns selbst und unsere eigenen Fähigkeiten vertrauen und eine Hebamme an unserer Seite haben, die uns in ärztliche Hände übergibt, falls es notwendig sein sollte.

Diese Grundhaltung, dass wir immer vom Schlimmsten ausgehen, führt zu oft dazu, dass wir uns von vornherein als nicht stark und gesund genug ansehen, um einen Weg zu wählen, auf dem wir abseits einer Klinik fachlich und menschlich gut betreut werden. Die freie Wahl des Geburtsortes wird häufig als freie Wahl des Krankenhauses oder der Klinik interpretiert. Dabei geht es nicht um klinische Betriebe, sondern um die Vielfalt an Orten, an welchen sich die unterschiedlichen Gebärenden, je nach ihren Bedürfnissen, wohlfühlen. Dazu gehören Geburtshäuser und die Geburten zu Hause. Wo sich eine Frau sicher und wohlfühlt, muss sie selbst entscheiden. Dafür müssen wir jedoch alle wissen, was Sicherheit in der Geburtshilfe bedeutet, denn es ist nicht generell die Klinik. Ich betone noch mal, dass es, wenn man sich im klinischen Umfeld wohlfühlt oder die Anamnese eine geteilte Versorgung von Arzt und Hebamme notwendig macht, vollkommen okay und bestimmt der passende Weg für diese werdende Mutter ist, wenn sie dorthin geht. Aber ich wünsche mir, dass schwangere Frauen in sich hineinhören und eine Entscheidung aus Überzeugung, aus Sicherheit und Vertrauen treffen und nicht deshalb, weil unser System ihnen etwas vorgibt.

Wenn man sich verschiedene Länder mit deren Kulturen und Geschichten anschaut, fällt schnell auf, dass mancherorts komplett andere Standards gelten. Schauen wir beispielsweise in die Niederlande. Ein Land, welches ebenfalls in Europa mit ähnlichem Standard existiert, und doch haben sie dort einen anderen Zugang zu Schwangerschaft, Geburt und Wochenbett. Die Arbeit der Hebammen ist viel höher angesehen und die Fachbereiche sind deutlich klarer abgegrenzt. Das bedeutet, die Hebamme kümmert sich um den Erhalt und die Förderung des gesunden Zustands einer Frau, und die Ärztinnen haben die Aufgabe, den krankhaften Zustand zu diagnostizieren und zu heilen. So wie es bei uns grundsätzlich auch wäre, wenn sich in den letzten Jahrzehnten unser System nicht so problematisch entwickelt hätte. Das bedeutet vor allem, dass Schwangerenvorsorge durch die Hebamme und außerklinische Geburtshilfe in den Niederlanden nichts Außergewöhnliches sind. Eine Frau gebärt dort mit einer Hebamme in einem geburtsfreundlichen, außerklinischen Setting, solange alles unauffällig verläuft. Handelt es sich um eine krankhafte Schwangerschaft oder die Geburt braucht ärztliche Unterstützung, so gehen die Gebärenden in ein Krankenhaus oder in eine Klinik.

Klingt so weit logisch, aber wieso fühlen sich werdende Eltern in den Niederlanden in den Händen der außerklinischen Hebammen sicher, während die meisten in Deutschland nur Kliniken und Ärzten vertrauen? Es ist die Entwicklung innerhalb einer Gesellschaft, die unterschiedlich gelaufen ist. Ich habe selbst Familie in den Niederlanden, und gerade die Frauen sind schlichtweg schockiert, wenn sie hören, wie schnell wir dazu neigen, uns anzupassen, Ja und Amen zu sagen und unser Schicksal zu akzeptieren, wenn fremde Fachkräfte uns etwas vorgeben. Auch wir dürfen hinterfragen, den Rat und das Wissen annehmen und selbstbestimmt überlegen und entscheiden, wie es weitergeht. Nur weil unser Gesundheitssystem mit seinen Institutionen primär darauf ausgelegt ist, uns Menschen zu heilen, bedeutet das nicht, dass wir alle geheilt werden müssen und uns nicht darauf fokussieren dürfen, gesund zu bleiben und uns passend zu unseren Bedürfnissen unser Umfeld an Fachkräften aufzubauen. Die Frage »Aber was, wenn etwas passiert und wir nicht in einer Klinik sind?« ist eine der mir am häufigsten entgegengebrachten Fragen. Natürlich ist es wichtig, eine Art Notfallplan zu haben, aber gerade in der außerklinischen Geburtshilfe sind die Hebammen genau dafür ausgebildet und sind auf jede Geburt vorbereitet. Keine Hebamme würde weder für die Mutter noch für das Kind ein Risiko eingehen. Das ist primär auch der Grund dafür, dass die meisten Verlegungen in der außerklinischen Geburtshilfe in Ruhe passieren und nicht in Eile. Innerhalb einer 1:1-Betreuung achtet man genau auf alle Faktoren und alle Anzeichen. Es ist der Job einer Hebamme, egal ob im klinischen oder im außerklinischen Umfeld, zu erkennen, wann wir im physiologischen und wann wir im pathologischen Bereich sind. Dementsprechend wird gehandelt und bei Bedarf ärztliche Hilfe hinzugezogen. Deshalb ist die Vorstellung, dass man im Notfall bei einer Hausgeburt oder im Geburtshaus komplett allein ist, sehr unrealistisch, denn wie gesagt, die meisten Verlegungen, die durch die genaue Einschätzung und Beobachtungen der Hebamme passieren, laufen bereits vor diesem Punkt ab. Zu behaupten, die außerklinische Geburtshilfe sei unsicherer als die klinische, ist daher falsch. Der Sicherheitsfaktor ist nämlich von so viel mehr abhängig als von einem Ärzteteam oder einer Kinderklinik.

Die physiologische Geburt braucht Zeit und Raum, in den meisten Fällen mindestens eine 1:1-Betreuung und ein Umfeld, in welchem sich die Frau wohlfühlt und fallen lassen kann. Gebärende, die eine krankhafte Schwangerschaft hatten oder eine Risikogeburt vor sich haben, dürfen ohnehin nicht mit einer Hebamme allein ihr Kind zur Welt bringen. Die einzige außerklinische Variante hierfür wäre die Alleingeburt ohne jegliche Betreuung, weil wir Hebammen rein rechtlich und versicherungstechnisch nicht allein für die Pathologie zuständig sein dürfen. Das ist auch vollkommen in Ordnung. Würde ich eine Alleingeburt empfehlen, vor allem wenn geburtstechnische Risiken vorhanden sind, wie beispielsweise eine Frühgeburt? Definitiv nicht, aber das ist nur meine Einschätzung. Wenn es bei einer Geburt Faktoren gibt, die durch eine sinnvolle und medizinisch korrekte Überwachung sicherer gestaltet werden können, dann bin ich absolut dafür, das so anzunehmen. Der Punkt ist jedoch, dass Maßnahmen wie Dauer-CTGs, hormonelle Einleitungen oder venöse Zugänge, die für krankhafte Faktoren einen positiven Mehrwert haben, in der Physiologie oft kontraproduktiv sind. Jede Intervention bringt eine Konsequenz mit sich, und das kann auf eine natürliche und gesunde Geburt extreme Einflüsse haben.

Umso paradoxer ist es, dass wir zum Beispiel bei uns in Deutschland das Krankenhaus oder eine Klinik als den sinnvollsten Ort für die natürliche Geburt eines gesunden Kindes sehen. Wir sind selbst so verunsichert und ängstlich gegenüber unserer Fähigkeit des Gebärens, dass wir auf alle negativen Eventualitäten vorbereitet sein möchten, doch vergessen wir dabei die natürlichen Abläufe. Unser gesunder Körper und eine gesunde Schwangerschaft sind nicht selbstverständlich, auch dafür müssen wir etwas tun und uns vorbereiten. Wir müssen uns mit unserer eigenen Gesundheit körperlich und geistig auseinandersetzen und individuelle Entscheidungen treffen, nicht, wie es in unserer Gesellschaft üblich geworden ist, für den »Worst Case«, sondern für den »Best Case«. Wir dürfen positiv sein und an uns glauben. Nur weil wir uns als Frauen und Gebärende dafür entscheiden, das Positive zu sehen, und an uns glauben, bedeutet das doch nicht, dass wir eine rosarote Brille aufhaben. Ganz im Gegenteil, es gibt uns Stärke und Selbstbestimmtheit, was sich enorm positiv auf die Geburt auswirken kann. Und für alle anderen, möglicherweise negativen, Eventualitäten gibt es uns Hebammen, die darauf geschult sind, die Situation zu beurteilen und zu entscheiden, ab wann wir ärztliche Hilfe brauchen. Das ist unsere Pflicht. Innerhalb dieser Pflicht und allgemein unserer Arbeit hat die Sicherheit von Mutter und Kind oberste Priorität.

Ich finde es abwertend, wie die Medizin, ihre Institutionen und leider oft auch die sozialen Medien sowie viele Menschen in unserer Gesellschaft unsere Kompetenzen als Hebamme kleinreden, als wüssten außerklinische Hebammen weniger über die Geburt als die Fachkräfte in der Klinik, als wären wir Hebammen ohne einen Arzt oder eine Ärztin nicht vollwertig. Die Geburtshilfe sollte kein Ort des Konkurrenzdenkens sein, ganz im Gegenteil. Hebammen und Ärzteschaft sowie das Gesunde und das Kranke in einem Menschen sind nicht schwarz-weiß zu trennen, wir müssen bereichsübergreifend miteinander arbeiten, damit die individuellen Bedürfnisse der Gebärenden gewahrt werden. Das bedeutet Sicherheit während der Geburt. Nicht die Kinderklinik, nicht die Oberärztin oder das Vorhandensein einer Reanimations-Einheit. Falls solche Maßnahmen oder klinisches Equipment notwendig sein sollte, wird das außerklinische Geburtsteam sich mit dem klinischen in Verbindung setzen. Die Förderung der Natürlichkeit einer Geburt ist das Fundament für Sicherheit. Die Wahl des Geburtssettings ist dabei so viel wichtiger, als die Mehrheit unserer Gesellschaft aktuell noch glaubt. Von vornherein zu glauben, dass all die klinischen Interventionen und die »Was wäre wenn«-Maßnahmen notwendig sein werden, verändert unsere Grundhaltung und unser Unterbewusstsein. Ich betone es noch mal, eine positive Grundhaltung, Selbstbewusstsein und

Selbstbestimmtheit haben nichts mit einer rosaroten Brille und einem realitätsfernen Blick auf das Leben zu tun, so wie es oft abgetan wird. Wir haben es verdient, eine positive Grundhaltung zu haben, denn das beeinflusst unsere Gesundheit, und genau deshalb müssen wir aufhören, die Gesundheit unserer Schwangeren und unserer Gebärenden in ein klinisches Umfeld zu drücken, welches auf Krankheit, nicht auf Gesundheit ausgelegt ist.

Wo sind unsere Hebammen?

Generell ist der Umstand, dass es zu wenige Arbeitskräfte gibt, egal ob Hebammen oder Ärztinnen, keine Rechtfertigung dafür, einem Menschen gegenüber gewalttätig oder übergriffig in Wortwahl und Taten zu werden. Jedoch begünstigt er leider die Problematiken der strukturellen Gewalt. Selbst in der Klinik, in der ich zuletzt gearbeitet habe, in der der menschliche Umgang deutlich besser und Gewalt an Frauen deutlich weniger Thema war, gab es strukturelle Fehler, die nicht nur die Gebärenden belasteten, sondern natürlich auch die Hebammen. Das Team dort bestand zum Großteil aus wunderbar empathischen und professionellen Hebammen, die definitiv mehr Anerkennung und bessere strukturelle Grundlagen verdient hätten. Der Hebammenmangel ist allerdings ein wachsendes Problem der letzten Jahrzehnte. So wie in fast allen Gesundheitsberufen sind die Arbeitsbedingungen häufig schlecht und nicht wertschätzend. Es gibt viele Faktoren, die zum Hebammenmangel beitragen, aber am ausschlaggebendsten sind wohl die strukturellen Rahmenbedingungen in Kliniken und Krankenhäusern, die zu untragbaren Arbeitsbedingungen führen. Immer mehr Hebammen verlassen den Beruf oder reduzieren ihre Arbeitszeit, was zu einem immer größer werdenden Mangel führt.

Als ich mich damals für den Beruf der Hebamme entschieden habe und das erste Mal eine ältere Hebamme darauf ansprach, hat sie mir entgegengebracht: »Werde nicht Hebamme, such dir einen Job, für den du vernünftig bezahlt wirst.« Hier offenbart sich ein weiterer Grund, weshalb der Beruf so unattraktiv geworden ist. Egal ob in der Klinik oder in der Freiberuflichkeit, in den meisten Fällen ist die Bezahlung alles andere als angemessen. Wir sind es, die am Ende vom Tag vor der Abrechnung sitzen und uns fragen, ob es zum Leben reicht, was wir verdienen. Wie weit sind wir bereit, Abstriche zu machen, um unserer Berufung und Leidenschaft nachzugehen? Hebamme zu sein ist meine Berufung, mein Traum und ein Teil meiner Identität, aber in erster Linie ist es mein Beruf, mit dem ich meinen Lebensunterhalt bestreiten muss. Genau deswegen habe ich es verdient, so wie jede meiner Kolleginnen, egal ob Hebamme oder Fachkraft aus anderen medizinischen Berufsgruppen, angemessen bezahlt zu werden.

Warum ist der Beruf der Hebamme so unattraktiv?

- unangemessene Bezahlung in Kliniken und der Freiberuflichkeit
- schlechte Arbeitsbedingungen in den Kliniken
- zu wenig Wertschätzung in der Gesellschaft
- zu hohe Kosten für Hebammen in der außerklinischen Geburtshilfe (Berufshaftpflichtversicherung)
- zu häufiger unnötiger Konkurrenzkampf zwischen Hebammen und ärztlichem Personal
- ganzheitliches Arbeiten durch systemische Bedingungen kaum möglich (Betreuung in Schwangerschaft, Geburt und Wochenbett)
- schlecht geführte Hierarchien in vielen Kliniken und Krankenhäusern, welche Gewalt zulassen

Das beste Beispiel für den undankbaren Alltag einer Hebamme bin ich selbst. Jeder Hebamme ist es komplett freigestellt, ob sie in der aktiven Geburtshilfe, in der Schwangerenvorsorge, im Wochenbett oder in all diesen Bereichen arbeiten möchte. Wir alle haben unsere Schwerpunkte und Vorlieben. Ich persönlich liebe das »Gesamtpaket«. Mein ideales Arbeiten würde aus der ganzheitlichen Betreuung von Anfang an bis zum Abschluss der Betreuung nach dem ersten Lebensjahr des Kindes bestehen. Das ist tatsächlich in Deutschland an vielen Standorten mehr als unrealistisch.

Um so arbeiten zu können, müsste ich eine Kooperation mit einer Geburtsklinik in meinem Umkreis eingehen, damit ich dort als sogenannte Beleghebamme arbeiten könnte. In dem Fall wäre ich als freiberufliche Hebamme für die außerklinische Geburtshilfe mit Berufshaftpflichtversicherung abgesichert und könnte Frauen auch während der Geburt betreuen. Gebärende, die ich schon viele Wochen begleiten durfte, die mich kennen und deren Bedürfnisse mir bewusst sind. Es wäre eine vertraute Betreuung auf Augenhöhe, mit den besten Voraussetzungen, dass die Frau in dem vertrauten Umfeld loslassen und sich der Geburt hingeben kann. So schön das wäre, in meinem Arbeitsumkreis habe ich keine Institution gefunden, die solche Beleghebammen akzeptiert, und das ist eine untragbare Entwicklung.

> Solange die Geburtshilfe primär in klinischen Häusern stattfindet, muss das Belegsystem mit Hebammen, die nur zur Betreuung ihrer Frauen kommen, Standard sein und in jeder Region möglich gemacht werden.

Dafür müssen wir uns weiterhin in der Politik einsetzen, denn das ist der einzige Weg, eine ganzheitliche Betreuung zum aktuellen Zeitpunkt für jede und in jeder Situation, auch während einer Bauchgeburt, also eines Kaiserschnitts, möglich zu machen. Zum aktuellen Zeitpunkt arbeite ich als freiberufliche Hebamme in der Schwangerenvorsorge und Wochenbettbetreuung, ohne in der aktiven Geburtshilfe tätig zu sein. Genau wegen der systemischen Fehler, die aktuell bestehen. Ausschließlich in der außerklinischen Geburtshilfe zu arbeiten würde bedeuten, dass ich bei Verlegungen in eine Klinik die Frau nicht weiter betreuen dürfte. Das kommt für mich nicht infrage, denn auch wenn beispielsweise eine Hausgeburt in einem klinischen Umfeld beendet werden muss, weil es eine geteilte ärztliche Betreuung benötigt, dann würde ich die Frau/Familie trotzdem als Hebamme weiter betreuen wollen. Je nach Umkreis kann das sehr schwer machbar sein. Die einzige Möglichkeit wäre eine Kooperation mit einer Klinik, in welcher ich als Beleghebamme arbeiten dürfte. Eine Beleghebamme ist freiberuflich und geht bei Bedarf mit ihren zu betreuenden Frauen von vornherein oder bei Abbruch der außerklinischen Geburt in die Klinik. Diese Möglichkeit haben leider nicht alle Hebammen und es wird auch immer seltener. Ich selbst habe in meinem Arbeitsumkreis keine Klinik gefunden, die Beleghebammen annimmt. Es gibt Krankenhäuser und Kliniken, die zwar auf ein Belegsystem mit freiberuflichen Hebammen umgestellt haben, doch trotzdem nur ein Schichtsystem annehmen. Auch hier fehlt das notwendige Angebot, dass auch externe Hebammen Teil des Belegsystems sein können, damit eine ganzheitliche Betreuung möglich wird.

Ich würde eine Frau in der Schwangerschaft, während der Geburt und im Wochenbett ganzheitlich begleiten wollen, egal ob sie sich für eine Geburt zu Hause, im Geburtshaus oder im Krankenhaus entscheidet. Das Fehlen dieser grundlegenden Strukturen ist nicht nur für die Hebammen unverständlich, sondern auch für die werdenden Mütter nicht gesundheitsorientiert. Das ist frustrierend. In einem reinen klinischen Schichtsystem zu arbeiten, kommt für mich aufgrund der strukturell oft untragbaren Situation und der daraus oft resultierenden Gewalt absolut nicht infrage. Der Gedanke, als Hebamme keine 1:1-Betreuung leisten zu können, weil ein Fachkräftemangel herrscht und möglicherweise der Kreißsaal überlastet ist, wäre für mich auf menschlicher Ebene, genauso wie auf rechtlicher Ebene, ein absolutes No-Go. Man redet immer von einer 1:1-Betreuung, aber betrachten wir das Ganze genauer, wird schnell klar, dass sich die Betreuung nicht nur auf die Hebamme und die Frau bezieht, sondern die Hebamme ja ebenso das ungeborene Kind zu betreuen hat. Das bedeutet, es ist immer mindestens eine 1:2-Betreuung. Wenn eine Hebamme nun beispielsweise in zwei Kreißsälen gleichzeitig arbeitet, trägt sie die Verantwortung für vier Menschen. Dieses Risiko ist meiner Meinung nach fahrlässig und dass Klinik- und/oder Kreißsaalleitungen das ihren Mitarbeitenden zumuten, ist für mich absolut unverständlich.

Wir leben also in einem System, das es Hebammen kaum ermöglicht, so zu arbeiten, wie sie es brauchen, um eine bestmögliche Versorgung anzubieten. Das ist in Zeiten eines deutlichen Hebammenmangels nicht nachvollziehbar. Genauso wenig wird den Familien die freie Wahl des Geburtsortes ermöglicht, solange die wenigen Hebammen in ihrer Arbeitsweise systemisch eingeschränkt bleiben.

Es ist für mich absolut unverständlich, dass wir Hebammen, und allgemein die Gesundheitsberufe, in unserem sonst sehr fortschrittlichen Land so undankbar behandelt werden. Es gibt so viele Berufsgruppen, die deutlich weniger Verantwortung tragen und deutlich besser bezahlt werden. Medizinisches Fachpersonal ist in den meisten Fällen unterbezahlt und gerade als Hebamme ist es schlichtweg respektlos, dass wir als Fachkräfte, die grundsätzlich die Verantwortung für mindestens zwei Menschenleben tragen, schlechter bezahlt werden als Berufsgruppen außerhalb des Gesundheitssystems.

Ich erinnere mich noch zu gut an das Gefühl, wenn man sich selbst verrät und zu einer Arbeitsweise oder einer Handlung greift, von der man sich zuvor geschworen hat, niemals so zu werden. Für uns Hebammen gibt es kaum einen Ausweg, ohne dass wir nicht unter erschwerten Bedingungen arbeiten müssen. Egal ob freiberuflich oder angestellt, solange sich nichts von Grund auf in den Köpfen der Menschen und am politischen System ändert, werden wir immer wieder Tage haben, an denen wir völlig fertig und vielleicht erschrocken über uns selbst und über das eigene Vorgehen zurückschauen und uns fragen, wie es so weit kommen konnte.

Die Hebammen unter uns, die gut ausgebildet nach einer angemessenen menschlichen Berufsethik handeln, werden immer wieder leiden und gegen ihre eigenen Prinzipien arbeiten müssen. Das kann, darf und wird nicht die Zukunft sein. Zu wissen, dass Unrecht passiert, und das nicht zu thematisieren, unterstützt unser kaputtes System mit seinen gewaltvoll handelnden Mitarbeitern. Genauso wie die Schwangeren und Gebärenden müssen auch betroffene Hebammen und Ärztinnen ihre Selbstbestimmtheit wiederentdecken und die Problematik zum Ausdruck bringen.

Der Beruf der Hebamme ist das Erfüllendste, das ich bis jetzt erlebt habe. Das Gefühl, wenn eine Frau ihr Vertrauen in meine Hände legt und ich für sie da sein, sie beschützen und unterstützen darf und am Ende einer Betreuung, bei jedem Besuch, bei der Geburt oder im Wochenbett die Zufriedenheit und die Verbindung spüre, das ist einzigartig. Dafür lohnt es sich, zu kämpfen.

Aufklärung und Menschlichkeit als Schlüssel zu einer sicheren Geburtshilfe

Seit meiner Arbeit auf Social Media merke ich täglich die Notwendigkeit von Aufklärung in unserer Gesellschaft. Jeden Tag aufs Neue schreiben mir Frauen, dass sie die verschiedensten Dinge gar nicht wussten, bis sie auf meinem Profil waren. Natürlich bin ich froh darüber, durch meine Aufklärungsarbeit Menschen zu erreichen und ihnen Wissen weiterzugeben, doch Plattformen wie Instagram sollten nicht zu einer primären Wissensquelle werden, nur weil die Informationen für Frauen sonst nirgendwo fundiert und leicht zugänglich zur Verfügung gestellt werden. Die sozialen Medien haben ihre Berechtigung, aber sie sind keine reinen Wissensplattformen und vor allem sind sie nicht für alle frei zugänglich, sondern nur mit Internetzugang und Nutzerprofilen. Ein gewisses Basiswissen zu Schwangerschaft und Geburtshilfe sollte meiner Meinung nach öffentlich zugänglich sein, egal ob über Hebammen, Gynäkologen, andere Ärztinnen oder Beratungsstellen jeglicher Art.

Die wenigsten Frauen machen sich vor einer Schwangerschaft konkret Gedanken darüber, wie das wohl alles ablaufen wird und was ihnen alles zusteht, wenn es tatsächlich so weit ist. In gewisser Weise müssen wir hier schon früh in allen Schulen ansetzen und Grundwissen verbreiten, aber vor allem jedoch sollte spätestens beim Feststellen der Schwangerschaft, egal ob durch Hebamme oder Arzt, jeder Schwangeren erklärt werden, was der Mutterpass und die Mutterschaftsrichtlinien sind, was sinnvolle Wissensquellen bei Bedarf sind, und es müsste eine klare Übersicht geben, über alle möglichen Untersuchungen.

Ich sehe in dem Verbreiten von wissenschaftlich fundiertem Wissen einen ausschlaggebenden Punkt für den gelungenen Verlauf der Schwangerschaft bis hin zur Geburt. Wissen bemächtigt uns dazu, das Gelesene und Gelernte auf uns selbst anzuwenden und selbstbestimmt Entscheidungen zu treffen. Gerade dieser Fakt sollte allen Fachkräften in der Geburtshilfe bewusst gemacht werden. Ich appelliere damit an die Menschlichkeit des Personals im Gesundheitsbereich. Wir können nicht davon ausgehen, dass Personen, die uns gegenübersitzen, auf dem gleichen Wissensstand sind wie wir. Hebammen und Ärzte müssen wieder den Menschen vor ihnen in die Augen schauen und sie als Individuen wahrnehmen und dementsprechend beraten und aufklären.

Wer weiß denn noch, wie Geburt funktioniert?

Durch meine Erfahrungen als Hebamme in der Geburtshilfe bin ich immer wieder auf das Thema Menschlichkeit gestoßen und habe mich schon so oft gefragt, ob sich unsere Definition und unser Verständnis davon, was es bedeutet, »Mensch zu sein«, in den letzten Jahrzehnten einfach verändert hat oder ob es zwar gleichgeblieben ist, aber wir es verlernt haben, den Menschen in uns wertzuschätzen, zu spüren und ihn leben zu lassen, mit allem, was dazu gehört. Wann ist Geburt, Menschwerden, Geborenwerden nicht nur ein Nischenthema, sondern ein Tabuthema geworden? Die Geburt ist etwas, das uns alle verbindet, auch wenn die wenigsten daran denken. Gerade deshalb sind Geburt und Menschlichkeit nicht trennbar, auch wenn es unsere Gesellschaft in den letzten Jahrzehnten noch so sehr versucht hat. Im Endeffekt sind wir es, die in der Hand haben, wie sich der Start ins Leben weiterhin gestalten wird.

Ich habe in den letzten Wochen unter anderem in einer Grundschule zugeschaut, wie eine Hebamme dort Aufklärungsarbeit bezüglich Schwangerschaft, Geburt und Wochenbett geleistet hat. Was ist mir dabei besonders aufgefallen? Keins dieser Kinder war gelangweilt, kein Kind hat gesagt: »Das ist mir egal.« Ich war fasziniert von dieser Situation. Ich habe mit im Kreis gesessen und zugeschaut, wie die kleinen Menschen gespannt zugehört haben, wie ein Baby im Bauch heranwächst und wie, spielerisch erklärt, eine Geburt funktioniert und was der Körper einer Mutter alles kann. Es wurden Fragen gestellt, ohne Tabus, ohne Angst. Klar, manchmal gab es Gekicher, aber man darf doch auch mal lachen und dann darüber sprechen, warum gekichert wurde. Was wäre, wenn wir der Angst und der Scham, die im späteren Jugendalter leider viel zu häufig aufkommen, schon prophylaktisch versuchen vorzubeugen und vielleicht sogar verhindern, dass sie überhaupt entstehen? Intime Themen dürfen intim bleiben, aber wir können dahin steuern, dass sie nicht zum Tabu werden. Diese Erfahrungen mit den jungen Schülern hat mich beeindruckt. Ich war schon nach ein paar Minuten in diesem Klassenraum, der voller Leben und bunt war, umgeben von Kindern, die Lust hatten zu lernen, so überzeugt davon, dass diese Kinder mehr Wissen über die Entstehung und das Gebären eines Menschen haben als die meisten Erwachsenen, denen ich jeden Tag begegne. Damit möchte ich niemandem vorwerfen, etwas falsch gemacht zu haben oder nicht ausreichend gebildet zu sein. Man kann von niemandem erwarten, dass er oder sie von sich aus einfach eines Morgens aufwacht und sagt: »Ich möchte mir heute ein Grundwissen über die Geburtshilfe aneignen«, das ist unrealistisch und auch nicht mein Ziel.

Worüber wir aber alle nachdenken sollten, ist die Tatsache, wie wir mit diesen tief intuitiven Themen der Menschlichkeit in Zukunft umgehen wollen. Sollten wir nicht die Neugierde der Kinder und der Jugendlichen nutzen, um sie ganzheitlich auf das Leben vorzubereiten? Unser Schulsystem hat so viele positive Aspekte, für die wir dankbar sein sollten, aber wie in jedem System gibt es auch hier Lücken, und meine größte Sorge gilt der Lehre über das Leben an sich. Auch wenn das poetisch klingt, meine ich damit tatsächlich sehr grundlegende Dinge wie das Wissen über den eigenen Körper, unsere Grundrechte, den Umgang mit Social Media, finanzielle Bildung und die Grundlagen der Sexualkunde sowie der Geburt eines Menschen. In den meisten Fällen wird besprochen, wie ein Kind entsteht, also der Befruchtungsprozess, der natürlich auch wichtig ist. Die großen Themen jedoch, mit denen wir alle täglich konfrontiert werden durch Film, Fernsehen und die sozialen Medien, werden nicht besprochen. Und damit meine ich vor allem, wie eine Geburt abläuft, und zwar die realistische, aufrechte und bewegende Variante, nicht die gespielte, unmenschliche, wie ein Marienkäfer auf dem Rücken liegende Variante.

Auch unsere Schülerinnen dürfen wissen, welche Rechte sie haben, sobald sie einen positiven Schwangerschaftstest in der Hand halten. Wie läuft eine Schwangerschaft ab und wer betreut eine Schwangere? Was sind die Grundbedürfnisse eines Babys und damit eines jeden Menschen? Wir dürfen diese Themen nicht kleinhalten.

> Wenn wir die Inhalte und Funktionen jeder kleinsten Zelle durchnehmen, weil das die Basis unseres Körpers ist, dann haben wir auch die Zeit, darüber zu lehren, was die Basis des menschlichen Lebens ist.

Wir können nicht davon ausgehen, dass Kinder und Jugendliche in ihrem Zuhause das Wissen bekommen, um später als Erwachsene selbstbestimmt Eltern zu werden. Und woher sollten sie das Wissen sonst nehmen? Aus dem Internet? Nein, danke. Der Spruch »Don't google with a Kugel« kann genauso auf nicht schwangere Menschen angewendet werden. Wir brauchen zuverlässige Wissensquellen für genau dieses Basiswissen. Die meisten Menschen werden in ihrer Jugend sexuell aktiv und damit beginnt auch die Möglichkeit einer Schwangerschaft. Anstatt nur über Verhütung aufzuklären, müssen wir anfangen, darüber zu sprechen, was passiert, wenn man ein Kind erwartet. Denn in der Regel hilft der Geburtsvorbereitungskurs, den man vielleicht in der Mitte der Schwangerschaft, oder vielleicht auch gegen Ende, mitmacht, nicht bei den selbstbestimmten Entscheidungen in der Schwangerschaft, wie man zum Beispiel die Schwangerenvorsorge gestalten möchte.

Dabei ist es genau das, was schon den imaginären Grundstein legt für eine selbstbestimmte Geburtserfahrung. Wir kennen alle die riesengroßen Werbungen an den Bahnhöfen, in den Städten, in den sozialen Medien, die dazu animieren, Kondome beim Geschlechtsverkehr zu verwenden, um uns vor übertragbaren Krankheiten zu schützen. Wo sind die Plakate, die uns davor beschützen, traumatisiert und missbraucht Eltern zu werden? Wo bleibt der Einsatz für unsere wunderbaren Mütter, die tagtäglich alles geben, einen kleinen Menschen in sich heranwachsen lassen, um unsere Gesellschaft zu vergrößern, und ihr Leben damit verbringen, diesen großzuziehen und ihm die Welt zu zeigen? Ich will riesige Plakate sehen, auf denen steht: »Eine selbstbestimmte Geburt ist dein Menschenrecht.« Ich möchte riesige Anzeigen in den Städten sehen, mit dem Wortlaut: »Der Schwangerschaftstest ist positiv? Deine Hebamme hilft dir und ist für dich da.« Ich verlange Werbeplakate am Bahnsteig, die echte Mütter im Wochenbett zeigen und sagen: »Von Mutter zu Mutter, wir sind alle nur Menschen, lasst uns über Geburt sprechen und darüber, wie sie wirklich ist.«

> Ich bin davon überzeugt, wenn wir so weitermachen wie in den letzten Jahrzehnten, wird die Rate an pathologischen Schwangerschaften, Kaiserschnitten und gewalttätigen Übergriffen in der Geburtshilfe weiter ansteigen. Es macht etwas mit uns und unserem Körper, wenn wir nicht wissen, wie er funktioniert.

Wie können wir erwarten, dass wir natürlich, gesund und selbstbestimmt unsere Kinder gebären, wenn wir kein Vertrauen in unseren Körper haben? Wie ein Mensch Vertrauen in sich und seine Fähigkeiten bekommt, ist individuell, aber für den Großteil ist Basiswissen eine gewisse Voraussetzung. Das bedeutet nicht, dass wir wochenlang jedes Buch bezüglich Schwangerschaft, Geburt und Wochenbett durchwälzen müssen. Ich möchte hier lediglich Denkanstöße geben, sich als Schwangere mehr mit dem eigenen Körper und den Fachkräften auseinanderzusetzen, mit denen sie sich umgibt. Und vor allem möchte ich dazu anregen, mehr Fragen zu stellen. Wie genau solche Fragen aussehen können, darauf gehe ich im Kapitel »Dein Recht auf eine selbstbestimmte Geburt« näher ein.

Der menschliche Körper ist in erster Linie intuitiv, auch wenn unsere Gesellschaft das gerne in den Hintergrund drängt. Dazu kommt, dass die Geburt eines Menschen nicht nur intuitiv ist, sondern auch primitiv. Das Wort »primitiv« ist in der heutigen Zeit viel zu negativ behaftet. Wir Menschen sollten stolz darauf sein, dass wir durch unsere primitiven Instinkte dazu fähig sind, Gefahren zu erkennen und instinktiv zu vermeiden. Anders gesagt könnte man es auch so ausdrücken:

> Eine Frau bekommt nur dort ihr Kind,
> wo sie sich sicher fühlt.

Das ist eine Aussage, die mich seit Beginn meiner Zeit als werdende Hebamme begleitet und so viel mehr Bedeutung hat, als man im ersten Moment denkt. Dieser Satz wirft die Frage nach der Sicherheit auf, und gleichzeitig wird unterstrichen, dass unser Gefühl dabei der ausschlaggebende Punkt ist.

Intuitiv spüren wir sehr schnell, ob wir uns sicher fühlen

oder nicht. Fest steht: Wenn wir rumkommandiert, erpresst und beschuldigt werden, fühlen wir uns keinesfalls sicher. Ganz im Gegenteil. Die Hormone, die die Geburt braucht, um fortzuschreiten, werden in solch übergriffigen Situationen geblockt und abrupt eingestellt, denn die Priorität unseres primitiven Körpers liegt nun nicht mehr im Gebären des Kindes, sondern im puren Überleben dieser Situation. Hormone sind Botenstoffe, die verschiedenste Nachrichten in unserem Körper von A nach B tragen. Sie sind es, die im Gehirn Bescheid geben, dass die Geburt beginnen soll, dass Wehen gebraucht werden, dass der Körper mitschieben soll, und, und, und. Ohne diese beeindruckenden Botenstoffe wird kein Kind geboren.

Was brauchen Geburtshormone, um zu wirken? Vor allem Ruhe. Hier ein kurzer Vergleich dazu. Es gibt verschiedenste Hormone, von Mutter und Kind, die für die Geburt essenziell sind. Prostaglandine sind beispielsweise dafür da, um den Gebärmutterhals weich werden zu lassen und die ersten cervixwirksamen Wehen, also Wehen, die den Gebärmutterhals verstreichen lassen, auszulösen. Es bringt nämlich nichts, wenn man die stärksten Geburtswehen hat, aber der Gebärmutterhals noch vollständig in die Vagina ragt. An dieser Stelle kann man sich einfach einen aufgeblasenen Luftballon vorstellen, der mit der zugeknoteten Öffnung auf ein Glas gestellt wird. Das, was ins Glas ragt, ist der Gebärmutterhals, dieser muss erst mal verstreichen, bevor der Muttermund sich öffnen kann. Und dafür sind Prostaglandine als wunderbares Hormon zuständig. Die Auslöser dafür liegen einmal beim Kind, das, etwas vereinfacht ausgedrückt, sagt: »Hallo Mama-Körper, ich bin bereit, geboren zu werden.« Und auf der anderen Seite natürlich der Körper der Mutter. Gegen Ende der Schwangerschaft, also in den letzten Wochen, bilden sich immer mehr Prostaglandin- und Oxytocin-Rezeptoren an der Gebärmutter bzw. am Gebärmutterhals, dort wo sie eben jeweils gebraucht werden. Ohne Rezeptoren kann kein Hormon wirken. Wenn unser Körper also noch nicht bereit ist, aus den verschiedensten Gründen, dann kann man so viele Medikamente und künstliche Hormone zur Einleitung geben, wie man möchte, der Körper kann sie nicht sinnvoll verwerten. Angenommen, wir befinden uns in einem Einleitungsprozess und es werden künstliche Prostaglandine dem Körper zugeführt und die notwendigen Rezeptoren sind aber nicht vorhanden, dann docken die Hormone an die nächstbesten Rezeptoren an, nämlich die Schmerzrezeptoren. Die Frau bekommt unglaublich schmerzhafte Krämpfe, die als Einleitungswehen bezeichnet werden und weder wirksam für die Geburt sind noch Mutter und Kind guttun. Ich möchte damit nicht sagen, dass jede Einleitung so verlaufen muss. Auf gar keinen Fall. Aber die betroffenen Frauen müssen über diese Möglichkeit besser aufgeklärt werden. Und vor allem ist es ein absolutes Muss, dass medizinisches Personal besser geschult und sensibilisiert wird, denn nicht jede medizinisch durchgeführte Einleitung ist fundiert indiziert und sinnvoll.

Ich habe in meiner Zeit im Kreißsaal die willkürlichsten Begründungen für eine Einleitung und damit vorzeitige Beendigung der Schwangerschaft gehört. Beispielsweise: »Die Wehen, die Sie haben, bringen gar nichts. Wir geben da jetzt noch mehr drauf.«

Hierzu kann ich direkt sagen, dass die Latenzphase einer Geburt unter Umständen Tage dauern kann. Das bedeutet nicht, dass die Frau durchgehend starke Wehen hat. Die Geburt ist ein Prozess und manche Frauen brauchen mehr Zeit, sich fallen zu lassen und sich der Geburt hinzugeben, andere brauchen weniger Zeit. Unser Körper beschützt uns. Jeden Tag. Wenn dieses tiefe innerliche Bedürfnis nach Vertrauen und Sicherheit nicht gedeckt ist, kann eine Geburt sehr lange dauern, denn die Eröffnung des Muttermundes, nachdem der Gebärmutterhals verstrichen ist, benötigt Liebe. Das klingt erst mal absurd, aber unser Liebeshormon Oxytocin ist es, was die Geburtswehen auslöst, den Muttermund öffnet und das Kind zum Tiefertreten bringt, durch die Kraft der Gebärmutter. Dieses wunderbare Liebeshormon ist jedoch genauso intuitiv wie der Rest unseres Körpers, was bedeutet, dass in Stresssituationen, oder wenn man Angst verspürt, die Liebe im Körper nicht fließen kann. Oxytocin wird vor allem beim Kuscheln, Küssen, Geschlechtsverkehr und beim Orgasmus ausgeschüttet. Das müssen wir verstehen und verinnerlichen. Wir verlangen von unserem intuitiven Körper, dass er ein Hormon stundenlang in einem klinischen Prozess ausschüttet, welches normalerweise nur in einem ganz geschützten und intimen Raum produziert wird und fließt?

Ich bin absolut kein Fan davon, zu sagen, jede Geburt muss außerklinisch zu Hause oder im Geburtshaus passieren. Klares Nein. Es gibt genug Faktoren, die für ein klinisches Umfeld sprechen können, aber das ist ganz individuell und muss unter Betrachtung der Anamnese von Mutter und Kind, den persönlichen Wünschen und vor allem mit der Frage nach der Sicherheit passieren. Die Klinik, wie wir sie heute kennen, ist in den wenigsten Fällen ein geburtsförderndes Setting, denn geburtsfördernd heißt förderlich für das Fließen der Geburtshormone Prostaglandin und Oxytocin. Wir müssen aufhören, unsere Frauen grundsätzlich mit künstlichen Hormonen vollzupumpen, und anfangen, den natürlichen Fluss des Körpers zu stimulieren. Unser Körper ist schlauer, als wir immer denken. Er erkennt, was künstlich und was körpereigen ist, und wenn der Körper einen Grund hat, weshalb er die Hormonproduktion einstellt, kämpft man mit Medikamenten lediglich gegen den Körper. Die wichtigste Handlung in der Geburtshilfe ist es, jegliche Störfaktoren im Bereich der Frau und der Geburt ihres Kindes aus dem Raum zu schaffen.

Das sind Hormonblocker:
grelles Licht, Geräusche von medizinischen Instrumenten (CTG), viele fremde Menschen im Raum, unangenehme Gerüche, eingeschränkte Bewegungsfreiheit (wenn die Frau beispielsweise nicht aufstehen darf oder an einem CTG mit Kabeln hängt), nicht genug Trinken und Essen, unangebrachte Kommentare, ständiges vaginales Untersuchen und alles andere, was die Frau stört.

Das lässt die Hormone fließen:
abgedunkelter Raum, ruhiges Umfeld, mindestens eine 1:1-Betreuung durch eine Hebamme, die man kennt und der man vertraut, angenehme Gerüche, Wärme, Wasser, ausgewählte Musik oder Geräusche, liebevolle Berührungen, Lieblingsgetränk und Snacks.

Das hier sind nur einige Beispiele. Generell ist alles positiv für eine Geburt, wenn es der Frau ein gutes Gefühl gibt. Doch egal wie gut die Schwangere vorbereitet ist, und egal wie wunderbar der Geburtsraum eingerichtet ist, wenn gewalttätige Menschen den Kreißsaal betreten, kann es die Gebärende und die Geburt ihres Kindes beeinflussen. Es ist schwer, sich medizinischem Personal entgegenzusetzen. Oft steht man wie in einer Paralyse da und fragt sich selbst, ob das gerade hier wirklich so gesagt wurde oder passiert ist. Doch für alle betroffenen Frauen und für eine angemessene Begleitung während der Geburt müssen wir uns trauen, »Stopp« zu sagen. Bis hierhin und keinen Schritt weiter. Niemand hat das Recht, die Geburt mit Gewalt, egal in welcher Form, forciert voranzutreiben. Das ist menschenunwürdig. Und wie ich schon beschrieben habe, ist es alles andere als hormon- bzw. geburtsfördernd.

»Ist das normal?« – Die Wahrheit hinter der falschen Normalität

Normalität ist ein Begriff, der sich auf das, was als typisch, üblich oder konform angesehen wird, bezieht. Er beschreibt die Standards, Verhaltensweisen und Merkmale, die eine Gesellschaft als akzeptabel betrachtet. Was als normal betrachtet wird, variiert jedoch von Kultur zu Kultur und im Laufe der Zeit. Was in einer Gesellschaft als normal angesehen wird, kann in einer anderen als ungewöhnlich oder sogar unangemessen betrachtet werden. In einer individuellen Gesellschaft wie der unseren ist der Begriff »normal« oft unangebracht, da er dazu neigt, Menschen in Schubladen zu stecken und ihre Vielfalt zu ignorieren.

Jeder Mensch ist einzigartig und hat unterschiedliche Hintergründe, Erfahrungen und Merkmale. Individuen haben unterschiedliche Interessen, Meinungen, Lebensstile und Identitäten. Diese Vielfalt ist ein wesentlicher Bestandteil unserer Gesellschaft und sollte geschätzt und respektiert werden. Die Verwendung des Begriffs »normal« kann dazu führen, dass Menschen, die von der gesellschaftlichen Norm abweichen, stigmatisiert, ausgegrenzt oder diskriminiert werden. Individuen, die nicht den stereotypischen Vorstellungen von Geschlecht, Sexualität, Körperlichkeit, geistiger Gesundheit oder anderen Aspekten entsprechen, können aufgrund dieser Normabweichung Vorurteilen und Vorverurteilungen ausgesetzt sein.

Darüber hinaus ist die Vorstellung von Normalität oft mit dem Druck verbunden, sich anzupassen und zu assimilieren. Menschen können das Gefühl haben, dass sie bestimmten Erwartungen gerecht werden müssen, um als normal betrachtet zu werden. Viel zu oft führt das zur Unterdrückung der Individualität, und der Raum für persönliches Wachstum und Selbstentfaltung wird immer kleiner.

In unserer heutigen Gesellschaft sind wir ständig mit dem Konzept der Normalität konfrontiert. Von unserem Aussehen und Verhalten bis hin zu unseren Lebensentscheidungen und Beziehungen werden wir immer wieder mit der Frage konfrontiert: »Ist das normal?«

Doch was bedeutet »normal« eigentlich, und warum hat dieses Konzept eine so starke Macht über uns? Es ist schon lange an der Zeit, den Begriff der »Normalität« zu hinterfragen und neue Maßstäbe zu setzen, die auf Individualität, Akzeptanz und Vielfalt basieren. Indem wir falsche gesellschaftliche Normen infrage stellen, können wir eine Gesellschaft schaffen, die Raum für persönliches Wachstum, Selbstentfaltung und wahre Selbstliebe bietet. Der Mut in uns Menschen wächst immer mehr, anders zu sein und die Definition von Normalität neu zu schreiben, einfach so zu sein, wie man eben ist. Der eine Mensch schafft es besser, der andere schlechter. Die Entwicklung dorthin ist individuell. Seinem Selbst den Raum zu geben, den das Innere braucht, und sich in der Öffentlichkeit nicht zu verstellen und anzupassen, ist ein großer Teil der Selbstliebe. Ein Ausdruck, der genauso oft von engstirnigen Personen unserer Gesellschaft belächelt wie er falsch verstanden wird. Die Liebe zu sich selbst ist nichts, was man auf einmal hat. Es ist eine Fähigkeit, die einen dazu bemächtigt, auf die inneren Wünsche und Bedürfnisse zu hören und sie ernst zu nehmen. Es bedeutet, sich selbst und alle Seiten, die in einem stecken, nicht nur zu akzeptieren, sondern auch anzunehmen und individuell zum Ausdruck zu bringen.

Sich selbst zu lieben ist ein Prozess mit vielen Höhen und Tiefen. Es ist eine Fähigkeit, die man erlernen muss, um sie zu erleben und zu leben. Es ist ein Lebensstil, für den man sich entscheidet. Viele kommen erst in den Prozess der Selbstliebe, wenn sie gespürt haben, wie tief sie gefallen sind. Wir neigen dazu, erst Veränderung zu schaffen, wenn wir eine sehr große Motivation aus unserem Inneren heraus spüren. Und was ist der größte Motivator? Man sollte es nicht meinen, aber es ist der Schmerz. Viel zu oft ändern wir erst dann etwas, machen die Augen auf, wenn es zu schmerzhaft geworden ist, wegzuschauen.

Natürlich gibt es auch weitere Faktoren, die eine Person dazu motivieren können, den Weg hin zur Selbstliebe zu nehmen und eine spannende Reise zu beginnen. Spannend daran: Die wenigsten Menschen haben sich wieder umgedreht und sind zurück zu ihrem alten »Ich« gegangen, welches in der gesellschaftlichen Norm festgesteckt ist. Es ist so beeindruckend, dass, indem wir uns selbst anerkennen und uns erlauben, authentisch zu sein, wir gegen die engen Grenzen der gesellschaftlichen Normen angehen. Die Vorstellung von Normalität ist oft mit Vorurteilen, Stereotypen und Diskriminierung verbunden. Sie schafft eine Atmosphäre des Vergleichs und der Selbstkritik, die uns daran hindert, unser volles Potenzial zu entfalten. Doch wenn wir uns selbst lieben, können wir diese einschränkenden Vorstellungen überwinden und uns von den Erwartungen der Gesellschaft befreien. Wir streben danach, unsere Einzigartigkeit zu feiern, Standards der Schönheit hinter uns zu lassen, Erfolg sowie Niederlagen anzunehmen oder uns sogar komplett von einem bekannten Lebensweg zu lösen und unseren eigenen neuen Weg zu gehen. Selbstliebe bedeutet, uns selbst bedingungslos anzunehmen und uns zu erlauben, Fehler zu machen und uns weiterzuentwickeln.

All das sind Entwicklungen, die unsere nachkommenden Generationen bewegen. Ich habe das Gefühl, dass die Frage »Ist das normal?« Jahr für Jahr seltener wird im Wortschatz der jungen Leute, und das ist gut so. Aber was passiert, wenn wir nun auf Bereiche treffen, in denen wir eine Abhängigkeit von Fachkräften verspüren? Ist es die Abhängigkeit vom Wissen und der Kompetenz einer anderen Person, die urplötzlich eine neue Normalität schafft, welche ohne jegliche Gegenfragen und Kritik angenommen werden muss? Wie kann es sein, dass wir alle, du und ich, danach streben, so zu sein, wie wir sind, dagegen aufbegehren, einer Norm entsprechen zu müssen, und sobald eine medizinische Fachkraft vor uns sitzt, sind wir eingeschüchtert und akzeptieren fast jedes »Normal«, das uns diese Person präsentiert? Das ist doch paradox und fast schon absurd. Die stärkste Frau kann Opfer von Gewalt im Kreißsaal werden, egal wie selbstsicher sie ist, egal wie sehr sie ein erfülltes Leben voller Selbstliebe führt. Sobald wir in eine Abhängigkeit von anderen Menschen treten, sind wir verletzlich, so verletzlich, dass wir sogar die Rechte an unserem eigenen Körper vergessen. Die Abhängigkeit der Patientinnen von den betreuenden Ärzten ist zweifellos ein komplexes Thema, da viele Aspekte bedacht werden müssen. Es ist wichtig, zu beachten, dass diese Abhängigkeit nicht ausschließlich negativ ist, da sie oft eine notwendige Voraussetzung für die Bereitstellung einer angemessenen medizinischen Versorgung darstellt. Dennoch kann diese Abhängigkeit zu Herausforderungen führen, da der Patient oder die Patientin möglicherweise dazu neigt, seine oder ihre eigenen Bedürfnisse und Grenzen zu vernachlässigen.

Einer der Gründe, warum Gewalt während der Geburt oft als Normalität angesehen wird, ist die Tatsache, dass viele Menschen – einschließlich einiger Gesundheitsdienstleister – nicht vollständig verstehen, was sie beinhaltet. Es besteht ein allgemeiner Mangel an Bewusstsein und Bildung zu diesem Thema. Viele Frauen wissen nicht, dass sie das Recht haben, während der Geburt respektvoll und menschenwürdig behandelt zu werden. Wie oft habe ich schon die Frage gestellt bekommen: »Darf ich eine vaginale Untersuchung ablehnen?« Und jedes Mal würde ich am liebsten die Frau in den Arm nehmen und dann mal kurz rütteln, ihr in die Augen schauen und sagen: »Natürlich dürfen Sie Nein sagen. Es ist Ihr Körper. Niemand hat das Recht, Ihnen eine Untersuchung aufzudrängen, wenn Sie diese nicht wollen.«

Fest steht, dass, wenn eine Situation sich für die Gebärende nicht richtig anfühlt, wenn sie das Gefühl hat, dass ihr Gewalt angetan wird, die handelnden Personen dies wahrnehmen und akzeptieren müssen.

> Was Gewalt ist, entscheidet immer das Opfer,
> niemals der Täter oder die Täterin.

Das gewalttätige und unmenschliche »Normal« von medizinischem Fachpersonal in der Geburtshilfe, das sich im Laufe der Zeit entwickelt hat, ist schlichtweg grausam, und das Schlimmste ist, dass dementsprechende Handlungen in den meisten Fällen nicht ans Tageslicht kommen.

> Der Schlüssel zu einer menschlichen Basis für die Geburtshilfe ist meiner Ansicht nach Aufklärung und Wissen. Wir sollten keine Scheu davor haben, Fragen zu stellen. Es ist wichtig, sowohl medizinisches Personal als auch die breite Öffentlichkeit darüber aufzuklären, wie Gewalt während der Geburt aussehen kann und warum sie inakzeptabel ist. Ebenso entscheidend ist, dass Frauen ihre Rechte in Bezug auf die Geburt kennen und in der Lage sind, Gewalt als solche wahrzunehmen und sich dagegen zu wehren.

Viele Menschen fühlen sich in medizinischen Situationen oft unsicher oder eingeschüchtert und haben das Gefühl, sie könnten oder dürften nicht Nein sagen. Es gibt verschiedene Gründe dafür, manche davon sind tief in unserer Psyche und unserer Wahrnehmung des Gesundheitssystems verankert. Ein Grund ist das Machtgefälle. Nicht zwischen Hebamme und Ärztin, sondern zwischen medizinischen Fachleuten und den Gebärenden, da Letztere in der Regel über weniger Wissen und Erfahrung in Bezug auf Gesundheit, Krankheit und die Geburt eines Menschen im Kreißsaal verfügen.

Worüber das medizinische Personal allerdings kein Wissen hat, und das wird viel zu oft vergessen, ist, was der Frau während der Geburt guttut, was ihre Ängste sind, was sie sich wünscht und was ihre Geburtshormone fließen lässt. Das weiß und fühlt nur die Frau selbst und das kann sie nur, wenn sie den Raum bekommt, selbst zu entscheiden, was mit ihr, ihrem Körper und ihrem Kind passiert. Eine medizinische Behandlung bedeutet niemals, dass man das Wissen über sich selbst und die Intuition beiseitelegen muss und das Vertrauen in den Geburtsprozess komplett an die Fachkraft abgibt.

Die Geburt eines Menschen braucht immer wieder die Gabe des Loslassens, egal ob emotional oder auch körperlich. Wenn jede Wehe als schmerzhaft und furchtbar empfunden wird, ist die Geburt ein regelrechter Albtraum, und das passiert vor allem dann, wenn man sich nicht auf den Prozess einlassen kann. Von einer Frau, die gefühlt bei Betreten der Klinik die komplette Verantwortung für sich selbst und ihr Baby an das Personal abgibt, gezwungenermaßen oder nicht, kann man nicht erwarten, dass sie während der Wehe loslassen wird. Die komplette Verantwortung abzugeben, bedeutet immer auch Kontrollverlust. Und ist es nicht genau das, was für so viele von uns eine absolute Katastrophe ist? Der Gedanke, die Kontrolle vollständig zu verlieren, bringt enorm viel Angst mit sich und das ist das Letzte, was wir während der Geburt gebrauchen können.

Ich möchte damit nicht sagen, dass die Gebärende der Hebamme kein Vertrauen schenken darf, ganz im Gegenteil, es ist so wichtig, dem Personal zu vertrauen. Doch Vertrauen in die Menschen zu haben, die einen in dieser Situation umgeben, hat nichts damit zu tun, die Verantwortung für sich selbst zu vernachlässigen, geschweige denn sie zu verlieren. Obwohl ich mich immer wieder gefragt habe, wie die selbstsichersten Menschen in solch eine unmenschliche, abhängige und gewaltsame Situation geraten, habe ich lange gebraucht, um für mich die passende Antwort zu finden. Ich habe sie mit der Antwort auf eine andere Frage gefunden und die lautet: Wann geben Menschen sich selbst und alles auf, woran sie glauben? – Meine Antwort? In Extremen.

Menschen können sich selbst und alles aufgeben, wenn sie sich in extremen Situationen befinden, in denen sie das Gefühl haben, keine Kontrolle mehr über ihre Umstände zu haben. Dies kann in vielfältigen Kontexten geschehen, wie bei schweren Krankheiten, traumatischen Ereignissen, Missbrauch, großer Armut oder während intensiver persönlicher Krisen. Und was hat bedauerlicherweise seinen Weg in die Liste von Extremen gefunden? Die Geburt eines Menschen.

Und ganz ehrlich, es bricht mir das Herz. Wie kann es sein, dass das beeindruckendste und natürlichste Geschehen der Welt in ein negatives Extremereignis umgewandelt wurde? Kaum jemand außerhalb der Geburtshilfe weiß noch, wie Geburt denn eigentlich wirklich ist und wie sie abläuft. Die Unwissenheit und die fehlende Aufklärung drängen uns in eine gefährliche Ecke, und dort wartet das extreme Denken auf uns. Was die Allgemeinheit über Schwangerschaft, Geburt und Wochenbett weiß, hat sie aus dramatisierten subjektiven Erzählungen, sozialen Medien und Film und Fernsehen. Nichts davon ist eine geeignete Quelle für tatsächlich fundiertes Wissen. Es kann bereichern, aber um einen wirklichen Nutzen daraus zu ziehen, braucht man Basiswissen, das einem die Gabe gibt, zu differenzieren und zu hinterfragen. Stattdessen prasseln all die falschen Bilder ungefiltert auf uns ein, und schon sind wir in einer extremen Welt, die von Abhängigkeit gegenüber medizinischem Personal und Angst geprägt ist. Auf der einen Seite haben also die Frauen, als Betreuungssuchende, aus dem Blick verloren, was »normal« ist und was nicht, und auf der anderen Seite haben Hebammen und Ärzte, als Betreuungsgebende, viel zu oft die Fähigkeit der Empathie und der Menschlichkeit in ihrer Professionalität verloren.

Die Empathie als Grundlage der Menschlichkeit

Ein Fehler im schulischen System von Gesundheitsberufen ist es, dass die menschlichen Kompetenzen, wie beispielsweise die Empathie, von vornherein als selbstverständlich angesehen werden und als Thema nicht Teil der Ausbildung sind. Nicht jede Person ist reflektiert genug aufgewachsen, um zu wissen, was Empathie bedeutet oder wie man sie »üben« kann. Menschlichkeit bedeutet für mich so unglaublich viel und sollte ein fest verankerter Teil der Gesundheitsausbildungen und Studiengänge sein. Menschliches Arbeiten bedeutet, wertfrei zu kommunizieren, auf Augenhöhe zu beraten, empathisch mit Menschen umzugehen und eigene und fremde Grenzen wahrzunehmen, zu akzeptieren und zu kommunizieren.

Wenn Patienten krank oder verletzt sind, suchen sie in der Regel ärztliche Hilfe, um Linderung oder Heilung zu finden. Genauso in der Geburtshilfe. Eine schwangere Frau sucht im Kreißsaal Hilfe und Betreuung durch eine Hebamme. Die behandelnde Hebamme wird dann zur Hauptansprechpartnerin und übernimmt die Verantwortung für Mutter und Kind. In dieser Rolle wird die Fachkraft oft als vertrauenswürdige Autoritätsperson angesehen, die über das notwendige medizinische Wissen verfügt, um zu helfen. Aufgrund dieser Abhängigkeit kann es für die Frau, oder auch die ganze kleine Familie, schwierig sein, die eigenen Bedürfnisse und Grenzen angemessen zu kommunizieren. Der Wunsch nach Wohlwollen und Zustimmung der Hebamme und – bei Bedarf – der Ärztin kann dazu führen, dass die Gebärende zögert, Fragen zu stellen oder eigene Meinungen zu äußern. Das kann insbesondere dann der Fall sein, wenn die betreuenden Fachkräfte dominante Persönlichkeiten sind.

Doch auch sie dürfen niemals die Anliegen, Sorgen und

Ängste einer zu betreuenden Frau überhören oder überspielen. Jede arbeitende Fachkraft in sozialen und medizinischen Berufen muss die Professionalität besitzen, ihr persönliches Empfinden hintenanzustellen. Ein gewisses Maß an Empathie ist die Grundlage für eine menschliche Betreuung. Das bedeutet nicht, dass man als Hebamme die Freundin oder der Freund der Gebärenden ist. Empathie und Professionalität sollten Hand in Hand gehen, das eine schließt das andere nicht aus.

> Im Kontext der Hebammenarbeit ist Empathie nicht nur ein »nettes Zusatzfeature« oder etwas, das uns »weich« und weniger fachlich anerkannt macht, sondern ein absolutes Muss, da sie direkt die Erfahrung der Geburt und das Wohlbefinden von Mutter und Kind beeinflusst.

Ich habe mich schon oft gefragt, wieso Empathie und Emotionalität generell als Schwäche angesehen werden. Dabei sind es doch gerade zwei der wichtigsten Eigenschaften, die uns menschlich machen. Auch in meiner Ausbildungszeit habe ich immer wieder überlegt, ob die Hebammen sich im Laufe der Jahre bewusst dafür entscheiden, in diese übermäßig taffe und unnahbare Rolle zu schlüpfen, um gegenüber anderem Personal kompetenter zu wirken. Ich habe mich und meine emotionale, empathische Seite in meiner ersten Ausbildung regelrecht versteckt. Hätte ich dort auch nur eine Träne während der Geburt eines Kindes verdrückt, wäre ich wahrscheinlich den Rest des Dienstes damit aufgezogen worden. Jahrelang habe ich immer wieder gehört, als Hebamme muss man so werden. »Eine Hebamme ist niemand, mit dem man kuschelt« ist auch einer der Sätze, den ich tatsächlich gesagt bekommen habe. Der Gedanke, im Beruf emotional abzustumpfen und damit die Fähigkeit der Empathie zu verlieren, macht einen Menschen nicht fachlich besser, sondern nur unprofessioneller.

Ich rede dabei nicht von Anpassungsprozessen, die medizinisches Fachpersonal braucht, um sich an schwierigen Tagen selbst zu schützen. Besonders in schweren Situationen muss man als Fachkraft sich selbst und das eigene Leben klar von Situationen abgrenzen können und damit in gewisser Weise auch die Emotionalität. Doch sind für mich die Empathie, um eine individuelle Behandlung zu leisten, und das emotionale Abgrenzen von schwierigen Situationen zwei verschiedene Kompetenzen.

Ich glaube, dass gerade die Entwicklung der letzten Jahrzehnte, der Machtmissbrauch und der Drang, sich als Hebamme beweisen zu müssen, so viel kaputt gemacht haben. Nicht alle im Ausbildungsbereich schaffen es, sich und der eigenen Berufsethik treu zu bleiben, so viele werden an das System angepasst, zumindest in Kreißsaalteams, die immer noch durch Unmenschlichkeit und Gewalt geprägt sind. Ich erinnere mich gut an den Moment in meiner zweiten Ausbildung, als ich gemerkt habe, dass all das, was mein Leben lang und vor allem auf meinem Berufsweg immer und immer wieder kritisiert wurde, meine Stärken sind. Meine Empathie war lediglich früher nicht wertgeschätzt worden.

Ich bin überzeugt davon, dass man sich, wenn man seine Ausbildung in einem gewaltvollen Umfeld macht, nicht nur anpasst, sondern vermutlich so konditioniert wird, dass man all diese Praktiken als sinnvoll ansieht. Einen gebrochenen Menschen ohne Selbstwert zu beeinflussen und von etwas zu überzeugen, geht schneller als man denkt. Die Empathie, die mich heute ausmacht, würde nicht ausgelebt werden können. Nur durch den Neustart in der zweiten Ausbildung habe ich gelernt, dass auch ich als werdende Hebamme und später dann examinierte Hebamme empathisch, menschlich und in angemessenen Situationen emotional sein darf. Ich habe viel darüber nachgedacht, wie sich wohl die Ausstrahlung und das Verhalten einer Fachkraft auf die Gebärende auswirken können. Und auch wenn es eine professionelle Distanz zwischen Hebamme und Frau gibt, so glaube ich trotzdem, dass es wie bei jeder anderen zwischenmenschlichen Beziehung im Leben auch ist: Wir können uns nur öffnen, wenn uns der Mensch gegenüber willkommen heißt. Professionalität bedeutet nicht, kalt und distanziert zu sein, besonders nicht als Hebamme. Solange eine Frau in einer eingeschüchterten Schutzhaltung ist und keine Empathie wahrnimmt, wird sie es nicht schaffen, zu vertrauen und loszulassen. Diese werdende Mutter wird es sehr schwer haben, selbstbestimmt zu handeln. Sie wird sich wahrscheinlich unsicher fühlen und nicht mit ihrem Körper arbeiten können, oder nur sehr schwer. Wir als Hebammen können durch unsere Empathie, unsere Professionalität, die Selbstbestimmtheit einer Frau aufblühen lassen, indem sie sich sicher genug fühlt, ihren Instinkten freien Lauf zu lassen, ihre Bedürfnisse wahrzunehmen und sie ohne Angst zu äußern und leben zu können.

Die Empathie unserer Fachkräfte ist leider zu oft verloren gegangen, durch dauerhaften Druck, ungesunde Hierarchien, fehlenden Selbstwert und unmenschliche Praktiken, die jeden Tag aufs Neue die Menschlichkeit verdrängen. Mit dem fortschreitenden Verlust der Empathie unter Hebammen und Ärzten verschwand auch zunehmend die Selbstbestimmtheit unserer Mütter.

Die verzweifelte Suche nach der Selbstbestimmtheit, die uns genommen wurde

Selbstbestimmtheit erscheint im Kern erst mal ein sehr einfacher Begriff. Wir bestimmen selbst über uns, über das, was wir tun, und darüber, wie wir denken. Aber ist es wirklich so einfach? Die Bedeutung dieses Wortes geht meiner Meinung nach viel tiefer. Selbstbestimmtheit ist die Kraft, die uns antreibt, unsere Wege zu wählen, unsere Entscheidungen zu treffen und unser Leben nach unseren eigenen Wünschen und Überzeugungen auszurichten. Es geht dabei um das Recht, frei und ohne äußere Beeinflussung die Kontrolle über unser eigenes Leben zu haben. Jedoch ist die Essenz der individuellen Freiheit nicht statisch, sie ist ein dynamisches, immer fließendes Konzept, das sich im Laufe der Zeit verändert hat und weiterhin verändert. Was für jede einzelne Person in den verschiedensten Lebensabschnitten richtig ist, weiß nur sie selbst. Jedoch ausleben kann diese Person ihre Bedürfnisse nur, wenn sie in einer Gesellschaft lebt, die die Selbstbestimmtheit eines Menschen nicht nur toleriert, sondern auch unterstützt.

In den letzten Jahrzehnten hat sich die Welt radikal gewandelt. Der Fortschritt von Technologie und Wissenschaft hat ein außergewöhnliches Maß an Freiheit und Möglichkeiten geschaffen. Heute haben Individuen mehr Zugang zu Informationen, mehr Möglichkeiten, ihre Meinungen auszudrücken, und eine größere Flexibilität, ihre eigenen Wege zu gehen, als je zuvor. Globalisierung und Digitalisierung haben uns die Werkzeuge an die Hand gegeben, unsere eigenen Entscheidungen zu treffen, unser eigenes Schicksal zu steuern und letztlich ein hohes Maß an Selbstbestimmtheit zu erreichen. Doch dieser Fortschritt hat auch seine Schattenseiten. Die schiere Menge an Informationen und Meinungen, die uns online zur Verfügung stehen, ist oft überwältigend. Es ist leicht, sich von der Flut an Inhalten mitreißen zu lassen und das Gefühl für unsere eigene Meinung zu verlieren. Die zunehmende Komplexität der Welt und die damit verbundene Informationsüberflutung haben die Fähigkeit des Individuums, informierte Entscheidungen zu treffen, tatsächlich beeinträchtigt. Die Menge an Informationen, die wir verarbeiten müssen, kann überwältigend sein und es uns schwer machen, klare, selbstbestimmte Entscheidungen zu treffen. Informationen auf Authentizität und Genauigkeit zu überprüfen und sich die Zeit zu nehmen, über das Gelesene oder Gesehene nachzudenken und es kritisch zu hinterfragen, ist oft noch schwieriger.

Was passiert mit uns Menschen, wenn wir auf Social Media Hunderten und vielleicht sogar Tausenden Menschen »folgen«, ihren Tag begleiten, uns beeinflussen lassen und uns dadurch kaum noch mit uns selbst auseinandersetzen? Wüssten wir noch, wer wir sind, wenn wir all die anonymen Einflüsse der digitalen Welt aus unserem Leben streichen würden? Was ist unsere eigene Meinung zum Thema Geburtsortswahl? Wie stehen wir zum Thema Verhütung, Pille, Spirale und allem anderen, ohne dass wir uns von Influencern und ihrer Geschichte beeinflussen lassen? Weiß jeder von uns, wo man sich fundiertes Wissen aneignen kann, um sich dann eine eigene Meinung zu bilden? Das Thema liegt mir sehr am Herzen, weil niemand uns so richtig gezeigt hat, was der häufige Konsum von Social Media für uns, unseren Charakter und die Entscheidungen in unserem Leben bedeutet.

Was passiert mit unserer Psyche, wenn wir jeden Tag unter einer Art ungefilterter Informationsflut begraben werden? Wir müssen uns mehr Zeit dafür nehmen, unsere eigenen Filtermethoden zu erstellen, damit wir unsere Selbstbestimmtheit in dem Chaos an externen Informationen nicht verlieren. Ich selbst bin gerne Konsumentin der sozialen Medien, vor allem weil ich Content Creatorin bin. Ich habe mich für diesen Weg entschieden, weil mir eines auf jeglichen Plattformen gefehlt hat. Die Realität hinter dem Elternwerden und -sein. Unsere Intuition, unser Körper und seine Mechanismen wissen nicht, was Instagram, TikTok und Co bedeutet. Unser Körper funktioniert nach seinen eigenen Regeln, ohne gesellschaftlichen Druck. Doch was passiert, wenn unsere Psyche mit all den überreizenden Einflüssen unserem Körper Signale gib? Es wird chaotisch und überfordernd. Womöglich kommen Ängste auf, vor dem Ungewissen und den Bildern, die man gesehen hat. Schwangerschaft und Geburt werden von allen Medien stark polarisiert und im Extremen dargestellt. Falsche Tatsachen werden so lange in Filmen, Serien und auf den Plattformen der sozialen Medien verbreitet, bis sie für uns im Kopf als Realität gelten. Wenn es überall so dargestellt wird, dann muss es doch auch stimmen? Definitiv nein. Wir müssen uns immer wieder vor Augen führen, dass Extreme faszinieren und sich gut verbreiten, aber die Geburt ist ein Bestandteil des echten Lebens und sollte keineswegs sensationalisiert werden.

Wenn es um Schwangerschaft, Geburt, Wochenbett und Stillen geht, kommen wir nun mal zurück zu einem intuitiven Urinstinkt, den wir nur leben und erleben können, wenn wir selbstbestimmt unseren Körper »arbeiten« lassen. Und wer kann das heute noch? Die Generation Social Media hat die Landschaft der Informationsverteilung und Meinungsbildung radikal verändert. Um da auch nur ansatzweise mitzukommen, geschweige denn parallel zu lernen, wie man für sich selbst damit umzugehen hat, braucht es viel Zeit und Selbstreflexion. Das ist ein Lernprozess, der nicht von heute auf morgen kommt. Dieses Wissen und diese Erkenntnis sind essenziell auf dem Weg zur Selbstbestimmtheit und vor allem auf dem Weg zu einer selbstbestimmten Schwangerschaft und Geburt. In einer Welt, in der jeder ein

Publikum hat und jeder eine Plattform zum Ausdruck seiner Meinung hat, ist es wichtiger denn je, sich der Dynamik und der Auswirkungen von Social Media bewusst zu sein. Es erfordert Anstrengung und Achtsamkeit, die Kontrolle über unsere eigene Meinungsbildung zu behalten, um sicherzustellen, dass wir nicht nur Konsumenten, sondern auch kritische Denker und aktive Gestalterinnen unserer digitalen Landschaft sind. Blockiert von den vielen Einflüssen der Medien, sind wir es häufig nur gewohnt, Informationen zu konsumieren und aufzunehmen, sie aber nicht zu hinterfragen und für uns selbst einzuordnen. Wir müssen unbedingt lernen zu hinterfragen, um damit unserer Selbstbestimmtheit wieder eine Chance zu geben.

Nun sitzt eine Frau vor einer Hebamme, einem Arzt oder einer Ärztin und sucht Betreuung für ihre Schwangerschaft. Die Fachkraft vor ihr gibt ihr womöglich einige kurze Antworten, geht aber kaum auf die Fragen der Frau ein. Jetzt ist diese Frau es gewohnt, durch den medialen Alltag alles einfach nur aufzunehmen, und weiß aber gar nicht so recht, wohin mit den Informationen und was tun mit den Informationslücken. Am Ende geht sie aus der Praxis und hat definitiv keine individuelle Aufklärung erhalten. Was sie vielleicht verspürt? Unklarheit und weiterhin Angst vor dem Unbekannten.

Das Thema Aufklärung steht so oft hintenan und das darf einfach nicht mehr sein. Wir können als Menschen nur selbstbestimmt durchs Leben gehen, wenn wir selbst wissen, wo wir sichere Informationsquellen finden. Fachkräfte können solche Wissensquellen sein, auch ich als Hebamme bin solch eine Quelle.

Ich empfehle generell eine Wissensbasis aus drei Komponenten:

- fachlich spezifische Meinung, gerne auch das Einholen einer Zweitmeinung
- eine wissenschaftlich fundierte Quelle
- das eigene Bauchgefühl (meiner Meinung nach die wichtigste Komponente)

Unsere Intuition wird so oft als unfundiert angesehen, sie sei »nur ein Gefühl«. Ich frage mich dann immer, wer entschieden hat, dass Gefühle wenig wert sind? Warum kann unser Körper denn all das empfinden? Warum gibt es unser Bauchgefühl, wenn es angeblich so irrelevant ist? Wie oft habe ich mich schon gegen meine Intuition entschieden und für das, was angeblich laut meinem Kopf und der Meinung anderer »richtig« war, und im Endeffekt war es nicht die passende Entscheidung und ich habe daraus gelernt.

Seinem Gefühl und seiner Intuition zu folgen, braucht Mut und Vertrauen in sich selbst. Wenn beides in einem gesunden Maße vorhanden ist, resultiert daraus ganz automatisch ein selbstbestimmtes Handeln.

Mit Blick auf die Geburtshilfe und auch auf meine eigene Geschichte habe ich mich schon oft gefragt, was wohl die Basis ist, um das Vertrauen in sich selbst zu finden und leben zu lassen. Für mich war es das Bewusstsein für mich selbst, meine Stärken, meine Schwächen und meine Intuition. Dabei stand eins für mich fest. Selbstbewusstsein ist nichts, womit man geboren wird. Es ist auch nichts, was man einmal erlangt und dann für immer behält. Selbstbewusstsein ist ein großer Teil von Selbstliebe, und diese ist eine Beziehung zu sich selbst, die man jeden Tag aufs Neue pflegen muss. Es ist nie zu spät, den ersten Schritt in dem Prozess zu machen, sich selbst, seine Bedürfnisse, Ängste, Träume und Wünsche ernst zu nehmen und jeden Tag etwas selbstbestimmter durchs Leben zu gehen. Daher ist Selbstbestimmtheit ein dynamischer Tanz, ein Balanceakt zwischen den Chancen und Herausforderungen unserer Zeit. Es ist ein ständiges Ringen um Kontrolle und Freiheit in einer Welt, die sowohl ermächtigt als auch einschränkt. Die Balance zu finden zwischen dem Leben unserer individuellen Freiheiten und der Anerkennung der Grenzen, die uns auferlegt werden, erfordert eine ganz neue Fähigkeit, die wir lernen müssen. Doch wenn wir an diesem Punkt angekommen sind, dann haben wir die Selbstwirksamkeit in uns entdeckt und sind uns bewusst, dass wir jederzeit die Stärke in uns tragen, selbstbestimmt zu handeln. Auch wenn es Situationen geben wird, in denen es schwer sein oder die offensichtliche Lösung erst mal nicht erkennbar sein mag.

Was passiert, wenn die Grenzen, die wir in unserem politischen und gesellschaftlichen System haben, uns nicht nur ausbremsen, sondern uns auch die Entscheidungsfreiheit und Selbstbestimmtheit nehmen?

Selbst wenn diese Kompetenzen in uns stecken und wir tagtäglich unser Bestes geben, bedeutet das leider immer noch nicht, dass unsere Selbstbestimmtheit die strukturellen Mittel und Wege zur Verfügung gestellt bekommt, die sie so sehr verdient. In den bürokratischen Hallen des Rechts existiert oft ein idealisiertes Bild der Realität, das auf Papier perfekt erscheinen mag, aber in der Praxis oft weit von diesem Ideal entfernt ist.

Ein solches Beispiel ist das Recht jeder schwangeren Frau, den Ort ihrer Geburt frei zu wählen. In Deutschland beispielsweise gilt die freie Wahl des Geburtsortes, das heißt, Schwangere können sowohl in einer Klinik als auch außerklinisch in einem Geburtshaus oder zu Hause gebären. Die Kosten für die Geburt werden von der Krankenkasse übernommen. Das ist in § 24 f des Fünften Sozialgesetzbuchs (SGB V) festgeschrieben. Dies gilt in der gesamten DACH-Region, was mir Hebammen aus Österreich und Schweiz bestätigt haben. Doch obwohl es eine gesetzlich festgelegte Freiheit ist, steht die Realität im krassen Gegensatz dazu.

Die freie Wahl des Geburtsortes – und wir sprechen hier nicht von der Wahl der Geburtsklinik, denn eine Klinik ist nur einer von mehreren möglichen Geburtsorten (!) – ist eher eine fiktive Tatsache als eine tatsächliche Möglichkeit. Der Mangel an Hebammen ist ein drängendes Problem, das die freie Wahl des Geburtsortes erheblich einschränkt. Die Anzahl der Hebammen, die Hausgeburten anbieten, ist nicht ausreichend, um die Nachfrage von werdenden Müttern zu decken, die sich für eine intimere und persönlichere Geburtserfahrung in den eigenen vier Wänden entscheiden möchten. Erschwerend kommt hinzu, dass nicht genügend Hebammen zur Verfügung stehen, um Geburtshäuser zu eröffnen. Geburtshäuser bieten eine ganz wunderbare und unterschätzte Alternative zu Krankenhausgeburten und ermöglichen es Frauen, in einer weniger klinischen Umgebung zu gebären, in der es warm und wohlwollend und geburtsfördernd – und damit hormonfördernd – ist. Die außerklinische Geburtshilfe kann ein Gefühl von Sicherheit, Geborgenheit und Vertrautheit hervorbringen, das in einem Krankenhaus schwer zu erreichen ist.

Es gibt jedoch, wie schon erwähnt, so einige aktuell noch unumgehbare Hürden, die die freie Wahl des Geburtsortes einschränken und zu einem Mythos auf dem Papier machen:

Realität der außerklinischen Geburtshilfe:

- zu wenig Hebammen, um flächendeckende Versorgung zu gewähren (Eine Hebamme für eine Hausgeburt zu finden ist in einigen Regionen fast unmöglich.)
- zu hohe Kosten aufseiten der Hebamme, um außerklinische Geburtshilfe anzubieten (Berufshaftpflichtversicherung)
- keine angemessene Vergütung der Hebammen (fehlende Übernahme der Rufbereitschaftspauschale)
- zu hohe Kosten für die werdende Mutter und Familie (eigenes Tragen der Kosten für fünf Wochen Rufbereitschaft der Hebamme)

Bis diese Probleme gelöst sind, bleibt die freie Wahl des Geburtsortes eine Illusion.

Es ist kaum zu glauben, dass uns unsere Selbstbestimmtheit durch solch strukturelle Probleme genommen wird. Genauso gilt es jedoch, den Mut und die Kraft zu finden, genau das zu ändern.

Warum wir den Austausch untereinander wieder stärken müssen

Wir alle kennen den gesellschaftlichen Druck, in ein gewisses Bild zu passen, selbstständig und unabhängig zu sein. Vor ein paar Jahren, nachdem ich die Ausbildung zur Hebamme abgebrochen hatte und komplett verloren war, hatte ich trotz allem weiterhin das Gefühl, einen neuen Weg finden und einschlagen zu müssen, ohne nach Hilfe, Rat oder Unterstützung zu fragen. Es erschien mir als Schwäche, zuzugeben, dass ich nicht weiterwusste, was dazu führte, dass ich mich allein und verzweifelt gefühlt habe. Zerstört vom Aufgeben meines Traumberufes und dem Stempel der Mittäterin, waren für mich Selbstsicherheit und Selbstwert wie Fremdwörter. Umso mehr habe ich mich an dieses unrealistische und idealistische Bild der unabhängigen Frau geklammert und war davon überzeugt, alles allein schaffen zu müssen, um genau so zu werden. Die falsche Motivation, die diese Scharade mit sich gebracht hat, hatte jedoch einen Vorteil. Ich wollte mehr wissen. Ich wollte weiter vorankommen und die Hebamme werden, die ich in der ersten Ausbildungsstätte gebraucht hätte. Ich habe mich also, wie schon erwähnt, für ein Fernstudium in Wirtschaftspsychologie entschieden, damit ich nebenbei noch arbeiten und Geld verdienen konnte. Das Ziel der Hebamme hatte ich nicht aus den Augen verloren, ich wusste nur, dass ich selbst noch nicht an dem Punkt war, um wieder von vorne zu beginnen. Daher war dieses Studium meine Rettung. Es gab mir ein Basiswissen über die Vorgänge innerhalb eines Unternehmens und hat mir vor Augen geführt, dass die Geburtshilfe nicht Teil eines Wirtschaftssystems sein darf. Es hat mir neuen Ansporn gegeben, dass ich ein Teil der Veränderung in der Geburtshilfe sein kann und werde.

Noch viel wichtiger war jedoch, dass der Psychologieteil

des Studiums mir die Fähigkeit der Selbstreflexion beigebracht hat. Ich habe lange gebraucht, um zu verinnerlichen, dass niemand so ist wie ich und deshalb auch niemand mein Leben vorleben kann. Mir ist deutlich geworden, dass es absolut keine Schwäche ist, wenn man den Rat und die Unterstützung anderer Mitmenschen sucht. Ganz im Gegenteil, es ist eine beeindruckende Stärke, die wieder viel mehr gelebt werden muss. Ich bin so dankbar für all die Zeit und Erfahrungen, die ich zwischen den Hebammenausbildungen machen konnte, denn nur dadurch bin ich heute der Mensch und die Fachkraft, die ich eben bin. Ohne all das wäre mir nicht bewusst, wie wichtig es ist, seine Anliegen, Bedürfnisse, Sorgen, Ängste und Wünsche nach außen zu tragen und nicht alles mit sich selbst auszumachen. Sobald man bereit ist, diesen Schritt zu gehen, kommen natürlich auch viele Herausforderungen, Konflikte und Meinungen auf einen zu, aber genauso viele Chancen, spannende Erkenntnisse und neue Wege.

> Es ist an der Zeit, zu sehen, wie wichtig es ist, dass wir uns wieder mehr untereinander austauschen. Wir müssen lernen, wieder füreinander da zu sein und uns gegenseitig zu unterstützen. Wir müssen lernen, wieder zu kommunizieren und unsere Gefühle zu teilen.

Das Gefühl des Alleinseins mit all den Problemen und Sorgen, die auf unseren Schultern lasten, haben wir uns selbst als Bürde auferlegt, indem wir Unabhängigkeit zu extrem sehen. Dabei ist es wie bei allem, was mit menschlichem Sein zu tun hat – nichts ist nur schwarz-weiß. Wir haben so viele Möglichkeiten und so viel Potenzial. Es ist nicht immer einfach, sich zu öffnen und über seine Gefühle zu sprechen.

Aber es ist wichtig, dass wir es tun. Denn nur so können wir uns wirklich verstehen und uns gegenseitig helfen. Wir müssen lernen, dass es keine Schande ist, um Hilfe zu bitten. Es ist keine Schwäche, Fehler zu machen. Wir sind alle nur Menschen. Und wir alle brauchen einander. Gerade wenn es, wie jetzt hier, um das menschlichste Thema in unserem Leben geht, nämlich um die Geburt eines kleinen Menschen und um das Elternwerden und die Frage, wie wir in dieser Phase zukünftig begleitet werden wollen.

> Ich bin davon überzeugt, dass durch den Austausch werdender Eltern die Themen der Weiblichkeit und auch schwere Themen wie Gewalterfahrungen während der Geburt aus der Tabuzone geholt werden können.

Als ich mich damals von dem Gedanken gelöst habe, alles allein schaffen zu müssen, und den ersten Schritt in Richtung Kommunikation gegangen bin, hat es sich angefühlt, als wären Tonnen von meinen Schultern gehoben worden. Die Ängste und Probleme, die schlimmsten Gedanken einfach mal auszusprechen und zu teilen ist der erste große Schritt zur Lösung des Problems.

> Weiblichkeit und Geburt sind keine Themen, die im Dunkeln bleiben sollten. Im Gegenteil: Sie sollten gefeiert, diskutiert und geteilt werden, weil sie uns alle in irgendeiner Art und Weise betreffen.

Die meisten von uns kommen früher oder später in Berührung mit den Themen Weiblichkeit, Schwangerschaft, Geburt und Wochenbett, egal ob wir selbst Eltern werden, unsere Geschwister oder unsere beste Freundin. Dann brauchen wir den Mut und das Selbstbewusstsein, anzufangen, miteinander darüber zu sprechen. Nicht jeder da draußen fühlt sich allein. Nicht jede Frau empfindet Scham, wenn es um Themen der Weiblichkeit geht. Doch für alle, die kein privates Umfeld haben, in dem sie wertfrei und offen über ihre Anliegen sprechen können, müssen wir Raum in unserer Gesellschaft schaffen. Dieses Gefühl des Alleinseins darf nicht weiter die Zukunft sein. Wenn man mal gespürt hat, wie schlimm es sich anfühlt, sich aufgrund der inneren Probleme von anderen zu isolieren und abzugrenzen, weiß man, dass das nicht so sein sollte. Genauso geht es leider vielen Müttern, Vätern und werdenden Eltern, gerade jenen unter uns, die schon negative Erfahrungen oder sogar Gewalterfahrungen mit Geburtshilfe erleiden mussten. Viel zu oft werden diese Problematik und die Traumata, die damit einhergehen, abgetan und kleingeredet. Dagegen müssen wir uns gemeinsam stellen und der Frau, die ihr erstes Kind erwartet, damit klar und deutlich sagen und zeigen, dass es nicht normal ist, wenn sie misshandelt wird. Nur durch Kommunikation und den dadurch entstehenden Zusammenhalt können wir tatsächlich Veränderung schaffen.

In den vergangenen Monaten, durch meine Zeit bei Miss Germany, aber auch durch meine Arbeit als Speakerin, durfte ich immer wieder die Reaktionen der Menschen auf mich und meine Worte erleben. Von der ersten Sekunde an war ich fasziniert, wie viele Menschen sich in meinen Worten wiedergefunden und sich verstanden gefühlt haben. Frauen kamen auf mich zu und haben sich bedankt dafür, dass ich ihren Schmerz ernst nehme und tagtäglich versuche, in der Gesellschaft ein Bewusstsein dafür zu schaffen, was es bedeutet, die Geburt des eigenen Kindes mit solchen grausamen Erfahrungen zu verbinden. Jedes Mal aufs Neue zeigt es mir, dass es diese Anerkennung ist, die wir alle in der Geburtshilfe brauchen. Das Gesehen- und Wahrgenommenwerden von sich selbst und dem Erlebten. Eltern und werdende Eltern fühlen sich zu oft allein und isoliert. Dabei ist das eine Last, die wir einander nehmen können, indem wir wieder anfangen, uns wirklich wahrzunehmen, im echten Leben oder auch digital. So viele Nachteile die sozialen Medien auch haben, wenn man sie richtig und verantwortungsbewusst nutzt, können sie genauso von Vorteil sein und uns miteinander verbinden. Wenn ich morgens sehe, wie die Menschen sich unter meinen geposteten Videos unterstützen und vernetzen und ihre Geschichten miteinander teilen, gibt mir das große Hoffnung, dass wir auf dem richtigen Weg sind.

Es gibt so viele Themen, die immer noch mit Scham behaftet sind und über die wir selbst im Erwachsenenalter nicht sprechen wollen. Wenn dann aber in diesen Bereichen Probleme auftreten, sind zu viele von uns immer noch darauf fixiert, nach außen hin das perfekte Bild zu wahren. Wenn ich als Hebamme in einen neuen Haushalt im Wochenbett komme und mir die Frau drei Tage nach der Geburt perfekt frisiert und geschminkt die Tür öffnet und alles seine perfekte Ordnung hat, dann gehen bei mir persönlich die Alarmglocken an. Wieso stellt die Frau sich vor mir so dar? Tut es ihr gut oder fühlt sie sich gezwungen, als perfekte und gepflegte Mutter dazustehen? Die ersten Tage im Wochenbett sind geprägt von einem Hormonchaos, neuen Emotionen, viel Liebe, Schmerz, neuen Sorgen und Ängsten und so vielen unbekannten Körperausscheidungen, egal ob bei Mutter oder Kind. Für die wenigsten Frauen ist es in dieser Zeit eine Priorität, den Haushalt perfekt zu halten, geschweige denn sich selbst. Und das ist gut so. Die Familie muss sich erst mal komplett neu kennenlernen und dafür braucht sie Zeit, Raum und Verständnis. Das ist eine Realität, die in jedem unserer Köpfe tief verankert sein sollte. In einer perfekten Gesellschaft würden wir junge Familien einfach sein lassen, fragen, was sie brauchen, und sie dahin gehend unterstützen. An diesen noch fernen Punkt werden wir nur kommen, wenn Eltern anfangen, mit anderen Eltern ehrlich zu sprechen und zu sagen, wie es ist. Viel zu oft sitzen Mütter im Wochenbett vor mir, weinen und fragen mich, wie andere das alles hinbekommen, wenn sie selbst es nicht schaffen. Das Gefühl, eine schlechte Mutter zu sein, das zu viele in sich tragen, haben wir durch unser nach außen hin perfekt erscheinendes Familienbild entwickelt. Auch in dieser Zeit fühlen sich zu viele Menschen tagtäglich allein und glauben, alles selbst schaffen zu müssen. Es sind die menschlichsten Sorgen, die jede Familie hat, die immer wieder abgetan werden und die in der Öffentlichkeit nicht gerne gesehen sind. Die Angst vor Wertung und vor allem Abwertung ist stetiger Begleiter in der heutigen Zeit.

Neben den Sorgen und Ängsten, die alle frischgebackenen Mütter oder auch Väter kennen, gibt es auch die eine Hälfte der Eltern, deren Weg von Gewalt geprägt wurde. Frauen, die während der Geburt Gewalt erleiden mussten, in welcher Form auch immer, tragen oft noch viel mehr Scham und Angst in sich. Sie wurden in ihrer Persönlichkeit und ihrem Sein verletzt, was Narben hinterlässt, die unbeschreiblich tief sind. Es ist ein normaler Schutzmechanismus des Körpers, solche traumatischen Erlebnisse vergessen und verdrängen zu wollen und auch hier eine Art Maske zu tragen, um irgendwie den Alltag zu bewältigen.

> In all den Nachrichten, die mich tagtäglich erreichen, kehrt eine ähnliche Aussage regelmäßig wieder, und zwar, dass es so vielen Frauen nicht einmal bewusst war, dass ihnen Unrecht angetan wurde. Sie lebten mit ihrem Schmerz, tagein, tagaus, wollten sich nicht beschweren und stark sein.

Doch wie das leider mit tief sitzenden Traumata ist: Man kann sie nur zeitweise verstecken. Und wenn wir davon eingeholt werden, wird dies leider oft schmerzhaft und beeinträchtigt in verschiedenen Ausprägungen unser alltägliches Sein. Auch dieser Schmerz wird durch das Schweigen von zu vielen Menschen immer und immer schlimmer, und die Betroffenen kommen sich allein und hilflos vor. Die Erleichterung in den Augen einer Frau, wenn ich ihr sage, dass ich sie verstehe und dass es mir von Herzen leidtut, was ihr widerfahren ist, ist unbeschreiblich.

Ich habe schon viele Frauen betreut und im Arm gehalten, die die Tränen nicht mehr aufhalten konnten, weil ihnen endlich jemand zugehört hat. Zu viele.

Es ist unsere Aufgabe, dass wir anfangen, den Menschen hinter der Fassade zu sehen und offene Gespräche anzubieten. Ob diese Angebote angenommen werden, weiß man in dem Moment nicht, aber es tut schon gut, wenn man offen und ehrlich sagt:

»Ich bin für dich da und höre zu. Ich werte nicht, sondern bin einfach für dich da.«

Gerade unter Eltern ist ein solcher Satz so stark. Wir dürfen gehört werden und genauso dürfen wir zuhören, ohne alle Antworten zu kennen. Es reicht, wenn wir anfangen, wieder wertfrei miteinander zu sprechen und umzugehen. Wir wären alle erstaunt darüber, wie gut es tut, wenn man nicht alles allein bewältigen muss.

Was ist es nun, was wir alle zusammen erreichen wollen? Kurz gesagt: Nachhaltige Veränderung. Wie viele von uns denken, dass sie allein nichts erreichen können? Immer noch zu viele. Wir haben das wertvolle Privileg, in einer funktionierenden Demokratie leben zu dürfen. Natürlich hat diese auch Ecken und Kanten und so einige Baustellen, aber die grundlegende Essenz ist und bleibt, dass die Macht bei uns selbst liegt. Wir müssen uns nur verbinden. Das ist der einzige Weg, wie Gesellschaft nachhaltige Veränderungen schaffen kann. Wenn ein Großteil der Gesellschaft an einem Strang zieht, kann und wird sie stark sein. Das Einzige, was wir wirklich dafür brauchen, ist Zeit, Ausdauer und Vertrauen. Der Anstoß für diese Veränderungen in der Geburtshilfe wurde schon gemacht, jetzt liegt es an jedem Einzelnen von uns, unsere Selbstwirksamkeit wieder zu erkennen und uns Wissen anzueignen, miteinander zu sprechen, Sorgen und Ängste nicht kleinzureden, sondern zu teilen und Lösungen zu finden. Die Eltern unter uns sollen sich nicht mehr allein fühlen und in einem System gefangen sein, das auf Anonymität basiert. Es gibt so viele Themen, die bereits in der Politik bekannt sind, aber noch nicht ausreichend diskutiert werden, weil sie als nicht relevant genug gelten, und das können wir nur ändern, wenn wir sie selbst in den Fokus stellen.

Die Zeit ist reif für Perspektivenwechsel und Visionen

Der wichtigste Schritt zu positiven Veränderungen in der Geburtshilfe ist das Eingeständnis, dass sich etwas verändern muss. Noch ist die Zukunft der Geburtshilfe nicht verloren. Noch haben wir Hebammen und Ärztinnen, die etwas verändern wollen, auch wenn es noch lange nicht genug sind. Jetzt ist der Zeitpunkt, an dem wir anfangen müssen, miteinander zu sprechen, auch über die unangenehmen Dinge und über die Fehler, die wir gemacht haben. Die Karten müssen offen auf den Tisch gelegt werden, damit wir sie neu vergeben können. Da liegt viel Arbeit vor uns, aber wie bei allem müssen wir kleine Schritte gehen und den kleinen Fortschritten Wertschätzung entgegenbringen.

Ich finde grundsätzlich, dass es die kleinen Schritte sind, die viel mehr Anerkennung bräuchten: eine Hebamme und ein Arzt, die fundiert und auf Augenhöhe argumentieren, die Frau bei ihrer Entscheidungsfindung mit einbeziehen, um am Ende gemeinsam eine sinnvolle Entscheidung zu treffen, oder eine Frau, die den Mut hat, ein nicht begründetes routinemäßiges CTG beim Gynäkologen in der Schwangerenvorsorge bestimmend und selbstsicher abzulehnen. Es sind die Zeichen und kleinen Taten, die jeder von uns setzt und setzen kann, die uns weiterbringen. Und darauf sollten wir stolz sein. Wir geben alle nur unser Bestes, und das Wichtigste ist, dass wir nicht aufgeben, denn die Zukunft der Geburtshilfe liegt in unseren Händen.

Eine Frau in den Wehen strahlt unbeschreibliche Schönheit und Kraft aus. Überwältigende Kraft, die einen neuen Menschen auf diesen Planeten bringt, und dieses beeindruckende und bewegende Bild ist es, das wir wieder verbreiten und vor allem wieder zur Realität machen müssen. Das wird unsere Zukunft sein, auch wenn natürlich nicht alles immer rosarot ist.

Ein Mensch ist niemals einhundert Prozent gesund oder einhundert Prozent krank. Und genauso ist die Geburtshilfe.

> Man kann sich das vorstellen wie einen wandernden Punkt auf einer Linie. Manchmal verschiebt sich der Punkt mehr Richtung gesund und manchmal mehr in Richtung krankhaft, jedoch ist nichts schwarz-weiß und das ist gut so. Unsere Weiblichkeit und die Fähigkeit, Kinder gebären zu können, sind nichts, was uns Angst machen sollte.

Unter den richtigen Bedingungen kann das Erkunden dieser Fähigkeiten unser komplettes Sein positiv beeinflussen.

Auch wenn aktuell die Geburtserfahrungen für viele Frauen nicht immer positiv sind und Gewalt in der Geburtshilfe aktuell ein reelles schmerzhaftes Problem ist, sei es durch körperlichen Missbrauch, verbale Übergriffe, Missachtung oder Vernachlässigung, bin ich zuversichtlich, dass wir uns gemeinsam für den richtigen Weg entscheiden.

Von der Enttabuisierung der Weiblichkeit

Zu viele Frauen sind in unserer Gesellschaft von klein auf daran gewöhnt, brav zu sein, zu gehorchen und in ein stigmatisiertes Bild von Rosa und Süß zu passen. Zumindest in unserer westlichen Kultur hat sich zwar in den letzten Jahrzehnten einiges verändert, nehmen wir unser aktuelles System jedoch genauer unter die Lupe, stellen wir fest, dass es immer noch tief verankerte Stereotype in sich trägt. Wer weiß schon, wie lange es dauern wird, bis wir endlich nicht mehr nach unserem Geschlecht bewertet werden, sondern einfach Mensch sein können? Wenn man als Mädchen heranwächst, begegnet man im Laufe der Zeit viel Scham, selbst wenn man eine offene und liebevolle Erziehung genossen hat. Irgendwann kommt der Tag der ersten Menstruationsblutung, in den meisten Fällen wird die Verhütung von ungewollten Schwangerschaften während der Pubertät ein Thema, man wird mit den Herausforderungen, die ein weiblicher Hormonzyklus mit sich bringt, konfrontiert: regelmäßige Gynäkologen-Besuche, die ersten intimen Erfahrungen mit sich selbst und vielleicht mit Partner oder Partnerin, Tampons, Binden, Periodenunterwäsche und so viel mehr. All das sind Themen, die im Leben einer cis Frau eine wichtige Rolle spielen. Und wie geht unsere Gesellschaft damit um? Wir werden dazu angeleitet, so wenig wie möglich darüber zu sprechen und mit Tampons auf der Toilette zu dealen, als wären es Drogen. Der weibliche Körper mit seinen natürlichen Funktionen galt zu lange als unrein, und es gibt immer noch Kulturen, in denen das weiterhin so ist. Dieser Irrglaube hat sich tief eingebrannt und, auch wenn es nach außen hin in einigen Bereichen so scheint, als wären wir Frauen den Männern gleichgestellt und Geschlechterrollen irrelevant, merkt man in solchen intimen Bereichen, dass das noch lange nicht der Fall ist. Solange Mädchen und Frauen das Gefühl haben, sie dürfen nicht darüber sprechen, dass sie alle vier Wochen bluten, dass sie Schmerzen haben, dass sie zyklisch unterschiedliche Bedürfnisse haben und die Sorgen über die angemessene Behandlung ihres Körpers stete Begleiter sind, sind wir noch lange nicht da angekommen, wo wir hinmüssen.

Die Auswirkungen dieser Scham, die in der Kindheit beginnt, hat im Erwachsenenalter die verschiedensten Ausprägungen. Weder Frau noch Mann haben in den meisten Fällen ein ausreichendes Basiswissen über den weiblichen Körper. Ob das eine Frage der Erziehung oder der schulischen Ausbildung ist, ist vermutlich eine andere Diskussion. Im Endeffekt resultiert es darin, dass wir als heranwachsende und als erwachsene Frauen viel zu oft das Gefühl haben, unsere Bedürfnisse und Fragen verstecken zu müssen. Die offensichtlichste Wissenslücke sehe ich im häufig fehlenden Grundwissen über den weiblichen Zyklus, der essenziell wichtig ist, da wir eben jeden Monat damit zu tun haben. Es sollte genauso selbstverständlich sein wie das Wissen darüber, dass jeder Mensch verschiedene Körperausscheidungen hat und wie man damit umgeht, egal ob männlich oder weiblich. Stattdessen werden unsere Kinder in zu vielen Fällen noch damit großgezogen, dass man nicht mal Wörter wie »Penis« oder »Vagina« sagen darf, sondern das Ganze kindlich anpassen muss. Dabei sind es Körperteile, die zu uns gehören. Wir sind es, die unseren Körper selbst zu einem Tabuthema machen und für die Gesellschaft sexualisieren. Es liegt an uns, all diese Wissenslücken auszugleichen und es in den kommenden Generationen anders zu machen. Unsere Kinder müssen ihre Geschlechtsteile beim Namen nennen und Fragen darüber stellen dürfen. Auch sollten wir den Prozess des Kinderkriegens weder mit Bienchen und Blümchen noch mit dem Storch erklären. Es hilft nicht nur, dass Kinder von klein auf selbstbewusster und ohne Scham aufwachsen, sondern es trägt auch zur Gewaltprävention gegenüber Kindern bei. Ich bin immer wieder so dankbar, dass meine Mutter nicht den Storch gewählt hat, sondern mich bei der Frage, wo die Babys herkommen, an die Hand genommen, sich mit mir hingesetzt und mithilfe eines Buches erklärt hat, wie ein Kind entsteht. Es ist eine der schönsten Erinnerungen, die ich habe, weil ich noch genau weiß, wie toll ich den Gedanken fand, dass Mama und Papa mich in Liebe zusammen haben entstehen lassen. Und genauso faszinierend fand ich es, als meine Mama mir erklärt hat, was ihre Hebamme damals alles bei ihr gemacht hat, wie sehr sie ihr vertraut hat und wie ihr die Hebamme zur Seite stand.

Das ist der Grund, warum ich heute Hebamme bin und warum ich mich so sehr für Aufklärung und Wissen einsetze. Ich habe an mir selbst gesehen, dass es einen enormen Unterschied macht, ob man gelernt hat, ehrlich und respektvoll über den Start ins Leben zu sprechen oder dieses eigentlich so schöne Thema mit Scham zu behaften und es so zu verschweigen, dass eine erwachsene Frau nicht weiß, wie ihr Körper funktioniert.

Die Selbstbestimmtheit braucht ein Grundwissen und das Bewusstsein dafür, wie wir unsere eigenen Körperteile benennen. Teil dieses Grundwissens sollte es sein, die Vagina, oder auch Scheide, von der in den meisten Fällen gesprochen wird, von der Vulva differenzieren zu können. Die Vulva ist unser äußerliches Geschlechtsteil. Dagegen ist es die Vagina, die beim penetrativen Geschlechtsverkehr den Penis aufnimmt, vermutlich heißt es deshalb im Deutschen »die Scheide«. Ich persönlich finde diesen Begriff sehr befremdlich, da es in meinen Augen uns Frauen und unserem weiblichen Geschlechtsteil vermittelt, wir seien lediglich eine Scheide, in die etwas eingeführt wird. Eine Hülle für den Penis. So wie bei der Scheide eines Schwertes. Das ist unangebracht und alles andere als feministisch. Dazu kommt, dass die Assoziation des männlichen Geschlechtsteils mit einem Schwert auch noch sehr gewaltvoll ist und der weiblichen Welt wieder das Gefühl gibt, sie müsste das starke gewaltvolle Schwert eben trotzdem aufnehmen.

Genauso wie das Wissen über die weiblichen Geschlechtsteile liegt mir das Grundwissen über den weiblichen Zyklus am Herzen. Ich habe selbst erstaunlich lange nicht gewusst, dass die Menstruationsblutung nicht das Ende des Zyklus ist, sondern der Beginn.

Noch wichtiger zu erwähnen ist, dass das Blut der Menstruation nichts ist, wofür man sich schämen muss. Es ist vollkommen in Ordnung, wenn es passiert, dass man mal durchblutet oder unerwartet die Periode bekommt. Es ist okay, wenn man nach einem Tampon oder einer Binde fragt. Man muss nicht so tun, als würde man mit verbotenen Substanzen dealen, und leise und nervös eine andere Frau antippen, um zu fragen, ob sie einen Tampon hat. Wir müssen aufhören, uns signalisieren zu lassen, dass wir Frauen während der Blutung unrein sind.

Ein weiteres Tabuthema ist die Verhütung von ungewollten Schwangerschaften. Wie vielen Mädchen wurde die Verhütungspille in der Pubertät verschrieben, aus den verschiedensten Gründen und mit viel zu wenig Aufklärung. Mir geht es erstrangig darum, dass wir schon in diesem jungen Alter vor medizinischem Fachpersonal sitzen und so dringend Wissen und Aufklärung bräuchten, was mit unserem Körper passiert, wenn wir solche hormonellen Mittel zu uns nehmen. Von klein auf werden wir zu häufig von unserem Gesundheitssystem übergangen. Ich sehe da auf der einen Seite die Pflicht der Gynäkologinnen, selbst besser über die Medikamente, die sie verschreiben, aufgeklärt zu sein. Auf der anderen Seite sind sie meiner Meinung nach auch verpflichtet, die Patientin über die verschiedensten Aspekte bei der Einnahme solcher Pillen aufzuklären. Die wenigsten Mädchen werden selbst den Mut haben und nachfragen. Oft ist es später, wenn eine Frau mit Geburtshilfe in Berührung kommt, eine ähnliche Situation. Fachkräfte handeln aus Gewohnheit heraus, weil man es eben so macht, aber das wirkliche Wissen und das Bewusstsein dafür, was ihre Handlungen für Konsequenzen haben, sind nicht selten lückenhaft und nicht ausreichend. Aber wir sind es eben von klein auf gewohnt, nicht zu widersprechen, brav zu sein. Das liebe, nette Mädchen, das die Pille dankend annimmt, ohne das Wissen zu bekommen, was sie verdient hätte.

Anhand dieser Problematik wird klar, dass wir handeln und die Kommunikation in der Medizin deutlich verbessern müssen. In Kombination damit müssen wir uns von dem braven Mädchen in uns lösen und beginnen, unseren Wert zu sehen, damit wir Lust auf mehr Wissen bekommen und uns aktiv das einholen, was uns zusteht.

> Unsere Selbstbestimmtheit ist wie bei so vielen Situationen im Leben die Basis dafür, dass die Tabus, die das Erwachsenwerden einer Frau begleiten, endlich aufgehoben werden.

Wenn wir an dem Punkt angelangt sein sollten, an dem wir offen über jegliche Themen der Weiblichkeit sprechen und nicht mehr versteckt unter dem Tisch den Tampon hin und her reichen oder uns in einer Ecke mit einem Tuch verkriechen müssen, damit wir beim Stillen unseres Kindes nicht verachtend angeschaut werden, dann sind wir endlich in einer Gesellschaft angekommen, die bereit ist, auch offen über die Probleme in unserer Geburtshilfe zu sprechen.

Wir brauchen Zeit und Raum für den Start ins Leben

Wer kann uns sagen, wie lange die Geburt eines Kindes dauert? Niemand. Wieso versuchen unsere Kliniken dann immer wieder, unsere gebärenden Mütter zeitlich unter Druck zu setzen? Die Antwort darauf ist vielseitig. Die Hierarchie in einer Klinik hat oft zur Folge, dass Mitarbeitende, die am unteren Ende der Kette stehen, wie beispielsweise Assistenzärzte, am Ende einer Schicht für jede Handlung oder auch für jedes Nichthandeln an den Pranger gestellt werden. Es ist ein immenser Druck, der auf den Schultern der heranwachsenden Mediziner lastet. Und die Auswirkungen dieses Machtgefälles spürt man eben auch oft im Kreißsaal. Befindet man sich dann noch in einem Kreißsaal, der nicht hebammengeleitet ist, dann wird es als betreuende Hebamme schwer, sich gegen den Arzt oder die Ärztin zu stellen.

> Die Verantwortung für die Geburt und die Entscheidungsmacht liegen also häufig bei Ärzten, die unter großem Druck stehen, denen aber gleichzeitig jegliches Wissen über die natürliche Geburt fehlt, da sie Fachkräfte der Pathologie sind.

Das bedeutet, dass im Medizinstudium vor allem die geburtshilflichen Notfälle gelehrt werden. Vorrangig geht es um die Frage, was man wann macht und welche Medikamente und Maßnahmen angewendet werden müssen. Doch die gesunde Geburt lernen Assistenzärztinnen tatsächlich erst im Kreißsaal und natürlich von den Hebammen kennen. Doch wie soll man in Ruhe von anderen lernen, wenn man gleichzeitig die Verantwortung trägt und weiß, dass man sich einige Stunden später vor die komplette Ärzteschaft stellen und die eigenen Entscheidungen begründen muss, bevor man hart kritisiert wird, und das von Vorgesetzten, die nicht einmal bei der Geburt dabei waren? Das ist kein System, das ein wohlwollendes Lernen fördert. Ganz im Gegenteil. Es führt dazu, dass diese dienstjungen Ärzte bereits mit vielen Ängsten an das Thema Geburt herangehen und natürlich nicht von vornherein das Wissen einer Hebamme besitzen, die genau für diese Situationen ausgebildet und geschult wurde. Oft kommt es hierbei zu Diskussionen zwischen Hebamme und Arzt, leider auch zu häufig vor den Gebärenden, was natürlich für diese zusätzlichen Stress bedeutet, da sie abgelenkt und verunsichert werden. Fällt dann die Entscheidung, zu intervenieren, weil ein Parameter der Ärztin oder dem Arzt nicht zusagt, gibt es kein Zurück mehr, welche Konsequenz das für die Geburt auch immer mit sich bringen mag.

Mir geht es hierbei konkret um das Eingreifen bei einem gesunden Geburtsverlauf. Häufig werde ich gefragt, was ich damit meine. Ein ausschlaggebender Punkt ist dabei der Zeitfaktor. Bei einer Geburt, bei der die Frau seit einigen Stunden Wehen hat und konzentriert atmet, die jedoch trotzdem noch nicht weit fortgeschritten ist, ist zeitlich schwer bis gar nicht einzuschätzen, wie lange sie noch dauern wird. Gebärende, die viele Stunden hinter sich und vielleicht noch genauso viele vor sich haben, brauchen häufig eine Pause. Der Körper muss neue Kräfte sammeln, was er auch darf, solange es Mutter und Kind dabei gut geht. Die Natur hat Gründe, weshalb bei vielen Frauen die Wehen zu einem gewissen Zeitpunkt für ein paar Minuten, oder auch einmal für ein bis zwei Stunden, nachlassen. Gerade dann dürfen sich die Frauen ausruhen und ihrem Bedürfnis nach Erholung nachgehen. Wir sollten hier auf gar keinen Fall künstlichen Druck ausüben.

Die Hebammen und Ärztinnen in klinischen Betrieben stehen hier nun vor zwei Möglichkeiten: intervenieren oder sein lassen.

Liest man sich jetzt verschiedenste Geburtsberichte durch, wird man schnell merken, dass in den meisten Kliniken und Krankenhäusern nun der Zeitpunkt ist, zu welchem man zu künstlichem Oxytocin, also dem umgangssprachlichen Wehentropf, greift. Das ist das beste und klassischste Beispiel für einen fiktiven Zeitdruck, der in den Kliniken herrscht. Frei nach dem Motto: Die Geburt war voll im Gange, man kann doch nicht einfach eine Pause machen, es muss weitergehen, vorangehen, das Kind soll geboren werden.

Die Natur versteht nicht, was unser klinisches Umfeld da von ihr verlangt. Solange es Mutter und Kind gut geht, darf eine Geburt Pausen haben. Kraft zu sammeln und sich mit etwas Augenschließen noch mal neue Energie zu holen, ist das Natürlichste der Welt, solange wir unsere Körper nur tun lassen, vor allem wenn die Frau sich sogar selbstbestimmt äußert und sagt, dass sie sich ausruhen möchte, und das gerade einfach braucht. Wir müssen ihr diese Zeit geben. Wenn wir innerhalb unserer Geburtshilfe weiterhin die Zeit kurzhalten und unsere menschlichen Körper zwingen, in ein kalkuliertes System zu passen, damit am Ende der Schicht die Geburtshelfer gut dastehen und hierarchisch korrekt gehandelt haben, dann entwickeln wir uns hin zu einer Geburtshilfe, die nicht nur gewalttätig bleibt, sondern in einer enorm hohen Kaiserschnittrate enden wird.

Wir brauchen mehr Verständnis für die natürlichen Vorgänge im Körper. Unsere neuen Assistenzärzte und -ärztinnen müssen die Zeit und den Raum bekommen, von Hebammen in Ruhe zu lernen. Dabei sollen sie nicht gezwungen sein, ohne das notwendige Know-how die Verantwortung zu tragen. Das fordert vor allem gut besetzte und hebammengeführte Kreißsäle, solange wir uns in einem klinischen Umfeld befinden.

In der außerklinischen Geburtshilfe ist die Zeit fast das wichtigste Gut, neben der 1:1-Betreuung durch die Hebamme. Aber nicht jede Frau kann sich für eine Hausgeburt entscheiden, zumindest nicht, wenn sie Faktoren in ihrer Anamnese hat, die eine ärztliche Betreuung benötigen. In diesem Fall dürfen wir Hebammen die Frau nicht außerklinisch betreuen, da sonst unser Versicherungsschutz nicht mehr gilt. Ihr würde nur noch die Alleingeburt zu Hause bleiben, welche den wenigsten Frauen ein sicheres Gefühl gibt. Es kann also nicht sein, dass eine Frau neben der Frage »Wo möchte und wo kann ich gebären?« auch noch mit der Sorge darüber belastet wird, ob sie die Zeit bekommt, die ihr Körper vielleicht braucht, oder ob sie das Risiko eingeht, dass aufgrund eines fiktiven Zeitdrucks interveniert wird, weil sie keine andere Wahl hat.

Diesen Zustand dulde ich nicht. Es betrifft natürlich nicht jeden Kreißsaal und nicht jede klinische Hierarchie, aber es sind trotzdem immer noch zu viele, die in einem veralteten System feststecken.

Ein positives Beispiel dafür, wie es aussehen kann, wenn der Geburt Zeit und Raum gegeben wird, möchte ich hier teilen.

In meinem zweiten Ausbildungsjahr hatte ich in einem Nachtdienst das Glück, zusammen mit einer wunderbaren Hebamme zu arbeiten, von der ich rückblickend viel gelernt habe. Ich wertschätze jede dieser Erfahrungen mit vollem Herzen, und falls sie das lesen sollte, hoffe ich, dass sie diese Geburt wiedererkennt und weiß, wie dankbar ich dafür bin.

Die gebärende Mutter befand sich in einer sehr ähnlichen Situation wie in dem zuvor beschriebenen Ablauf. Die Wehen hatten nachgelassen, genauso wie die Kraft der Mutter. Die letzte halbe Stunde über war ein CTG gelaufen, um zu schauen, ob das Kind diese Wehenpause genoss und alles in Ordnung war. Zusammen gingen die Hebamme und ich zu der Frau in den Kreißsaal, beendeten das unauffällige CTG und halfen der Frau ins Bett, da sie den Wunsch äußerte, sich auszuruhen. Ich merkte, wie in mir selbst etwas Nervosität aufkam, weil ich gespannt war, wie die Hebamme nun reagieren und ob sie der Frau einen »Wehentropf« anbieten würde. Doch anstatt hier in einen physiologischen Prozess einzugreifen und zu intervenieren, erklärte sie dem Paar, dass sie nun das Licht dämmen würde und wir beide den Kreißsaal für die nächste Stunde nicht betreten wollten, es sei denn, sie riefen nach uns. Die Hebamme riet der Frau und ihrem Mann, sich zusammen ins Bett zu legen, zu kuscheln, sich ganz viel Liebe zu geben und einfach die Ruhe und Zweisamkeit zu genießen. Wir verließen den Kreißsaal und sie wendete sich zu mir und erklärte mir, dass sie viel lieber natürliches Oxytocin fließen lasse, anstatt künstlich Stress zu erzeugen und die Wehen zu erzwingen. Mutter und Kind ging es gut, wir hatten keinerlei Zeitdruck und konnten das Paar einfach sein lassen. Schon circa dreißig Minuten später hörten wir leichtes Tönen aus dem zuvor ruhigen Kreißsaal kommen. Die Wehen kamen wohl langsam wieder. Nach einer Stunde klopften wir vorsichtig an. Die Frau lag nach wie vor im Bett, hinter ihr ihr Mann, und sie sagte, dass ihr diese Stunde so gut getan hatte und ihr Körper hatte Kraft schöpfen können. Es dauerte noch eine halbe Stunde, bis die Wehen wieder regelmäßig wurden, der Druck so langsam stieg und die Gebärende sich im Liegen nicht mehr wohlfühlte. Wir ließen sie selbstbestimmt eine Position wählen und es brauchte nur wenige Geburtswehen, bis das Kind Schritt für Schritt tiefer trat und in die Hände der Mama geboren wurde. Es war eine magische Nacht in einer Klinik, die durch diese wunderbare Hebamme zum perfekten und selbstbestimmten Geburtsort wurde.

Ein Ziel in der zukünftigen Geburtshilfe muss es sein, dass Kreißsäle generell hebammengeleitet sind, zumindest solange ein großer Teil der physiologischen Geburtshilfe in Krankenhäusern und Kliniken stattfindet. Egal wie und wo: Unsere Hebammen brauchen den Raum, um mit den Frauen ihre Geburt so gestalten zu können, wie es notwendig ist. Unsere werdenden Eltern müssen darin bestärkt werden, auf ihre Körper zu hören und ihre Bedürfnisse jederzeit zu kommunizieren. Eine Geburt, egal ob klinisch oder außerklinisch, muss die Zeit bekommen, die sie braucht, und dafür müssen wir uns einsetzen.

Die alleinige klinische Geburtshilfe kann in ihrem jetzigen Zustand keinesfalls die Lösung sein, sie ist das Problem und die Ursache für unbegründete Interventionen, Machtmissbrauch, veraltete Hierarchien und in den schlimmsten Fällen Gewalt an der Frau und dem ungeborenen Kind.

Weg vom sinnlosen Konkurrenzkampf zwischen Hebammen und Ärzten

Egal ob in der Freiberuflichkeit oder in Krankenhäusern und Kliniken, der Konkurrenzkampf ist immer noch in viel zu vielen Institutionen deutlich spürbar. Der Beruf der Hebamme ist einer der ältesten Berufe. In jedem Zeitalter, in jeder Kultur gab und gibt es spezielle Menschen, meist Frauen, die als Fachperson zu Schwangerschaft und Geburt hinzugezogen wurden und werden. Heute nennen wir diese Personen Hebammen.

Der Beruf der Hebamme basiert schon lange auf einem Staatsexamen, das viel Fachwissen voraussetzt. Jede Hebamme besteht die vielen Prüfungen nur, wenn sie über die Kompetenz verfügt, physiologische Prozesse während Schwangerschaft, Geburt, Wochenbett und Stillzeit selbstständig und evidenzbasiert zu fördern und zu leiten. Wir Hebammen sind es, die alleine eine Geburt betreuen dürfen, die Ärzteschaft nicht. Nach Paragraf 4 des HebG sind Ärztinnen und Ärzte dazu verpflichtet, eine Hebamme zur Geburt hinzuzuziehen, außer es handelt sich um einen akuten Notfall und die Hebamme ist zeitlich nicht schnell genug vor Ort. Eine Hebamme darf eine Geburt eigenständig leiten, solange der Geburtsvorgang physiologisch abläuft. Treten jedoch Komplikationen oder Pathologien auf, muss sie den ärztlichen Dienst hinzuziehen. Für die pathologischen Verläufe der Geburt sind wiederum die Ärzte ausgebildet. Das ist der Unterschied zwischen den beiden Berufsgruppen.

Die Hinzuziehungspflicht gilt zwar gesetzlich nur für die Geburt, ist aber in meinen Augen auf den kompletten Fachbereich Geburtshilfe anwendbar. Auch in der Schwangerschaft ist die Hebamme die primäre Fachperson, solange wir uns in der Physiologie befinden. Gynäkologen sind die Fachkräfte der Frauenheilkunde. Sie besitzen ein umfangreiches Wissen über den weiblichen Körper und haben natürlich auch umfangreiches Know-how über Schwangerschaft und Geburt. Trotzdem ist der Fokus der Arbeit ein anderer als der der Hebamme. Das bedeutet nicht, dass Ärzte weniger relevant für die Geburtshilfe sind. Ganz im Gegenteil. Sie sind es, die dazu qualifiziert sind, in pathologischen Verläufen unsere Mütter und Kinder zu unterstützen, ihnen zu helfen und sie gegebenenfalls sogar zu retten. Das sind enorme Kompetenzen, die wir unbedingt wertschätzen müssen, aber genauso eben andersherum. Und das, muss ich ehrlich sagen, vermisse ich noch viel zu häufig.

An dieser Stelle möchte ich nochmals betonen, dass ich niemals generalisieren möchte. Es gibt zum Glück auch Gynäkologen, die mit Hebammen Hand in Hand und auf Augenhöhe bereichsübergreifend arbeiten. Sind wir aber in der aktuellen Realität angekommen, fällt leider schnell auf, dass der unnötige Konkurrenzkampf zwischen Ärzteschaft und Hebammen oftmals bereits in der Schwangerschaft beginnt. Wie solche Widersprüche zwischen den Fachkräften sich auf die Schwangeren auswirken, sieht man hier im Folgenden, denn solche Erfahrungen sind leider immer noch Alltag.

»Ich bin in der 39. SSW, wir planen eine Hausgeburt und haben die Vorsorge zwischen Facharzt und Hebamme aufgeteilt. Nach jedem Arztbesuch hatte ich ein ungutes Gefühl. Es ist ein ständiger Konkurrenzkampf und ich hatte den Eindruck, mir wird in alles reingeredet, egal ob standardmäßiges CTG ab der 32. Schwangerschaftswoche ohne Indikation oder eben das Thema Hausgeburt. Meine Selbstbestimmtheit wird untergraben, nur um der Hebamme nicht recht zu geben. Sehr schade! Ich hatte vorab die romantische Vorstellung, dass Arzt und Hebamme Hand in Hand arbeiten, damit ich mich als schwangere Frau sicher und gut aufgehoben fühle.«

Aus den Worten dieser Frau liest man klar heraus, wie verwirrend dieses Hin und Her zwischen Hebamme und Arzt sein kann. Sie hat sich zu einer Hausgeburt entschlossen, muss sich dafür aber vor ihrem Gynäkologen immer wieder rechtfertigen. Sie hat sich für die geteilte Vorsorge mit ihrer Hebamme entschieden und anstatt fachübergreifend umsorgt zu werden, ist sie mit Streitigkeiten konfrontiert. Die Selbstbestimmtheit hat hier durch die unterschiedlichen Arbeitsweisen und die fehlende wohlwollende Kommunikation sehr gelitten. Entscheidungen der werdenden Mutter, wie das nicht indizierte CTG abzulehnen, müssen akzeptiert werden und dürfen nicht schlechtgeredet werden.

Wenn ich solche Aussagen aus meiner Community lese, dann merke ich immer wieder, dass die Konkurrenzkämpfe zwischen Gynäkologen und Hebammen generell ein Missstand in der Geburtshilfe sind. Oft ist Gynäkologinnen tatsächlich nicht bewusst, dass Hebammen genauso Schwangerenvorsorge machen. Häufig können wir sogar zeitlich gesehen ausführlicher und evidenzbasierter arbeiten, mit allen sinnvollen Blutentnahmen, nach Einverständnis der Frau, versteht sich. »So etwas habe ich noch nie erlebt«, habe ich schon des Öfteren von Fachärzten der Gynäkologie gehört. Jedes Mal frage ich mich dann, wie es sein kann, dass die Arbeit von Hebammen im Medizinstudium nicht erklärt wird, denn wir sind keineswegs die Hexen, die mit Räucherstäbchen um die Frau tanzen und ihre Sorgen wegpendeln. Das ist überspitzt ausgedrückt, aber dieses klischeehafte Bild hält sich wacker. Dieses »Missverständnis« in Bezug auf die fachlichen Kompetenzen einer gut ausgebildeten und fortschrittlich arbeitenden Hebamme zieht sich durch die gesamte Schwangerschaft, über die Geburt bis hin zum Wochenbett. Es mag auch Hebammenkolleginnen geben, deren Arbeit nicht angemessen ist und die ihre Kompetenzbereiche nicht einhalten oder denen diese nicht bewusst sind. Solche Menschen findet man aber genauso auf ärztlicher Seite sowie in vielen anderen Bereichen.

Gut zu wissen:

- Die Richtlinien für die Schwangerenvorsorge in Deutschland, Österreich und der Schweiz sind nicht ganz gleich.
- In Deutschland kann eine Hebamme die Vorsorge vornehmen, inklusive der regulär vorgesehenen Blutentnahmen. Die Ultraschall- und pränatalfeindiagnostischen Untersuchungen liegen in ärztlicher Hand.
- In der Schweiz ist es ähnlich. Hier kann ebenfalls die Hebamme die Vorsorge mit allen Untersuchungen außer Ultraschall und Pränataldiagnostik vollständig oder mit dem Arzt geteilt durchführen.
- In Österreich hingegen darf die Hebamme keine Blutentnahmen in der Vorsorge vornehmen, und jede Schwangere, die später das Kinderbetreuungsgeld in voller Höhe ausgezahlt bekommen möchte, muss sich fünf ärztlichen Untersuchungen unterziehen.

Es ist also für viele unklar, wie Hebammen arbeiten und wozu sie ausgebildet sind. Das ist meiner Meinung nach der einfachste Punkt in der Behebung der Problematik. Die einzige Voraussetzung, um das anzugehen, ist die Offenheit der ärztlichen Kollegen, mit uns zu kooperieren. Natürlich liegt es dann an der Professionalität der Hebammen, das auch wieder zurückzugeben.

Woran kann dieser sinnlose Konkurrenzkampf noch liegen? Mir wurde selbst der Gedankenanstoß gegeben, dass es möglicherweise an der Abgrenzung zwischen Physiologie und Pathologie liegt. Es ist nachvollziehbar, dass man als ärztliche Fachkraft nicht nur ausschließlich für die schwierigen pathologischen Verläufe zuständig sein möchte, sondern auch die Schönheit und Natürlichkeit von Schwangerschaft und Geburt erleben will. Ein etwaiger Groll darüber darf sich jedoch nicht auf das kollegiale Handeln auswirken und im Endeffekt auf dem Rücken der Frau ausgetragen werden. Die beruflichen Grenzen müssen auf beiden Seiten akzeptiert werden. Das gehört zur Professionalität in der Arbeit dazu.

Nur weil fachliche Bereiche abgegrenzt sind, bedeutet dies nicht, dass sie sich nicht ergänzen können. Anstatt ständig in Konflikt zu gehen und das Gefühl zu haben, dem anderen Fachbereich etwas vorwegnehmen zu müssen, sollten die handelnden Personen offen miteinander kommunizieren. Egal ob Hebammen oder Ärzteschaft: Wir sind alle nur Menschen und können offen und ehrlich unsere Wünsche äußern. Was würde passieren, wenn Ärzte den physiologischen Teil der Geburt miterleben dürfen und Hebammen den pathologischen? Im Idealfall profitieren am Ende alle davon.

Wenn man als Hebamme nicht damit rechnen muss, dass Ärzte über den eigenen Kopf hinweg entscheiden und unbegründet in die eigene Arbeit eingreifen, dann ist man froh darüber, eine weitere Fachkraft an seiner Seite zu haben, die mithilft und unterstützt. In einer offenen Kommunikation nimmt niemand dem anderen etwas weg. Die ärztlichen Geburtshelferinnen müssen verstehen, dass im Medizinstudium nicht die Natürlichkeit der Geburt in dem Ausmaß gelehrt wird, wie wir Hebammen sie unterrichtet bekommen. Das bedeutet, dass Ärzte nach ihrem Studium bei uns Hebammen mitlaufen, beobachten und lernen müssen, was die Physiologie der Geburt ist und wie man sie unterstützt. Sie müssen lernen, dass es oft besser ist, nicht zu handeln und der Geburt Raum und Zeit zu geben, als immer wieder in den natürlichen Ablauf einzugreifen und zu intervenieren. Dafür braucht man Wissen und Vertrauen in seine eigene Kompetenz, und diese erlangen wir Hebammen sowie auch die Ärztinnen nur durch kollegiales Arbeiten und das

Lernen voneinander. In meinen Augen ist es so unglaublich wertvoll, wenn Gynäkologen die Physiologie der Geburt tatsächlich verstanden und angenommen haben und die Grundprinzipien der geburtsfördernden Maßnahmen eben auch in pathologischen Verläufen anwenden können.

Wir müssen endlich aufhören zu denken, dass eine Berufsgruppe besser ist als die andere. Die Geburtshilfe soll und darf kein Kampf gegeneinander sein. Es spricht für eine angemessene Professionalität, zu akzeptieren, wo unser Fachbereich liegt und wo er aufhört. Was sind die Grenzen des eigenen Wissens, und welche Menschen kann ich hinzuziehen, damit sie mein Wissen erweitern? Eine Fachkraft kann und muss nicht alles wissen.

Ich verstehe, dass wir in der Medizin, egal innerhalb welcher Berufsgruppe, aus einem Bereich kommen, in dem man sich gerade zu Beginn der Karriere viel zu häufig profilieren muss. Dieser frühe Konkurrenzkampf ist kontraproduktiv und fördert auch später sinnlose Machtspiele. Wir dürfen nicht nach dem Prinzip »Auge um Auge und Zahn um Zahn« handeln, bei diesem Kampf kann jeder nur verlieren, vor allem unsere werdenden Mütter.

Wenn Ärztinnen Teil der Natürlichkeit und des Wunders der physiologischen Geburt sein wollen, dann sollte ihnen dies möglich sein. So wie wir Hebammen vom Fachwissen unserer ärztlichen Kollegen immer wieder aufs Neue lernen können, so können unsere Ärzte und Ärztinnen umgekehrt von uns Hebammen lernen. Im Endeffekt profitieren wir alle voneinander, wenn wir unser Wissen austauschen, gemeinsam hinterfragen und diskutieren, neue Ansätze schaffen und damit unseren Müttern und Kindern das geben, was sie verdienen: eine sichere und menschliche Geburtshilfe.

Voraussetzung für solch ein kollegiales Miteinander zwischen Ärzten und Hebammen ist meiner Meinung nach die Schulung unseres heranwachsenden Personals im Bereich offener und professioneller Kommunikation.

Meine Vision einer sicheren und menschlichen Geburtshilfe

Die Geburtshilfe, wie wir sie kennen, wirkt auf den ersten Blick fortschrittlich und sicher. Schauen wir aber genauer hin auf das, was zu viele Frauen tagtäglich erleben, wird offensichtlich, dass die Sicherheit der Geburtshilfe viel komplexer ist, als wir sie dargestellt bekommen.

Alles, was ich erlebt habe, und jede Geschichte, die ich erzählt bekomme, bestärken mich darin, dass das, was hinter mir liegt, einen Sinn hatte. Auch das Schmerzhafte ist plötzlich nicht mehr sinnlos, weil man dadurch gewachsen ist und einen Platz für diese Gefühle und Energien gefunden hat. Diese Sinnhaftigkeit ist es, die ich mir für die Geburtshilfe, für alle Frauen, Kolleginnen und letztendlich auch für mich wünsche. Ich stelle mir immer wieder den Tag vor, an dem ich vor einem eigenen Zentrum für Geburtshilfe stehe, in dem genug Raum, Zeit und Fachkräfte vorhanden sind, sodass Schwangere, Gebärende, Mütter und alle Familienangehörigen die Betreuung und Hilfe bekommen, die ihnen zusteht und nach der sie suchen.

Mir ist bewusst, dass dieser Moment noch nicht morgen sein wird, aber das bedeutet nicht, dass die Vision unmöglich ist. Ganz im Gegenteil, den ersten Schritt geht unsere Generation gerade, denn wir haben mit dem Umbruch begonnen. Wir brechen Tabuthemen auf, nutzen die sozialen Medien, um unserer Stimme eine Plattform zu geben. Wir sind mutig, stolz und bereit, diesen Weg zusammen zu gehen. Und warum?

> Weil es nicht egal ist, wie wir geboren werden.
> Es ist nicht egal, wie unsere Kinder und
> Enkelkinder geboren werden.

Wir sind bereit, den Grundstein der Geburtshilfe neu zu legen. Meine Hebammenkolleginnen und ich wollen gemeinsam in die Verhandlung mit der Politik gehen, um genau das zu erreichen. Ich bin mir sicher, dass eine ganz wunderbare neue Generation heranwächst, die alte Praktiken und unbegründete Handlungen hinterfragt, die sich nicht in die Ecke stellen lässt, so wie ich am Anfang meiner ersten Ausbildung. Meine Plattform und ich persönlich als Mensch werden weiterhin ein sicherer Hafen sein für jegliche Anliegen der Menschen, die mit Geburtshilfe in Kontakt kommen.

Jeder Mensch mehr trägt einen Teil dazu bei, die Geburtshilfe menschlicher und damit vor allem sicherer für Mutter und Kind werden zu lassen. Im vergangenen Jahr wurden 738.819 Kinder allein in Deutschland geboren. Jedes einzelne davon hat es verdient, in eine Welt geboren zu werden, deren Gesundheitssystem seine Mama unterstützt und auf sie aufpasst. Der aktuelle Umbruch ist dafür so wichtig. Wir haben jetzt gemeinsam die Chance, laut zu werden, so richtig laut. Dieses Buch soll einen Teil dazu beitragen, und das Wissen, das alle, die es lesen, daraus mitnehmen, ebenfalls. Nachdem wir zusammen so viele Menschen wie möglich erreicht haben, wird es Zeit sein, sich Wissen anzueignen, zu forschen, Schritt für Schritt fundiertes Wissen aufzubereiten und es jeder Fachkraft in der Geburtshilfe zur Verfügung zu stellen sowie gewisse Fortbildungen als Pflicht zu deklarieren. Das ist meiner Meinung nach ein extrem wichtiger Schritt, um einen medizinischen Standard zu entwickeln, der zeitgemäß und sinnvoll ist.

Die gravierenden Wissensunterschiede in der Medizin lassen zu viel Spielraum für Handlungen aus Unwissenheit und Gewohnheit zu. Zusätzlich zu all diesen Maßnahmen sollten die Mitarbeitenden in medizinischen Institutionen ethisch geschult werden, immer und immer wieder, in Form von Supervisionen und dem Angebot von psychologischer Beratung. Vor allem braucht es ein System, in dem Ethikkommissionen in Kliniken und Krankenhäusern einen Platz bekommen. Der Fachkräftemangel darf nicht die Begründung dafür sein, dass Hebammen, Ärztinnen und jegliche andere Mitarbeiter ohne Konsequenzen unethisch handeln können.

Wir brauchen unsere Fachkräfte, aber sie müssen menschlich, wissenschaftlich und professionell arbeiten, und dafür müssen finanzielle Mittel geschaffen werden, um diesen Standard einzuführen. Wir sind mehr als nur Patiennummern in einem System. Wir sind Menschen, Frauen und Mütter, und zusammen mit unseren Familien ist es an der Zeit, uns und unsere Gesundheit als Priorität zu sehen, auch wenn das an manchen Stellen nicht gehört werden will. Wir müssen die Stärke in uns entdecken, um für uns einzustehen.

Die Grundsätze einer menschlichen und sicheren Geburtshilfe:

- bessere systemische Bedingungen und eine tatsächlich freie Geburtsortswahl
- wissenschaftlich fundiert geschulte Hebammen und Ärzte, die bereichsübergreifend auf Augenhöhe zusammenarbeiten
- regelmäßige Supervisionen als Pflicht für das Klinikpersonal
- Konsequenzen für gewalttätig agierende Mitarbeitende
- keine Ausübung eines fiktiven Zeitdrucks
- Förderung der Selbstbestimmtheit und des geburtshilflichen Settings der Frau
- einfach zugängliche Wissensquellen für jede Schwangere zur Aufklärung über Schwangerschaft, Geburt, Wochenbett und ihre Rechte

Das Entstehen und Gebären von Leben ist so individuell wie unser Charakter, und diese Individualität zu erkennen, zu fördern und zu unterstützen ist der größte Sicherheitsfaktor, den wir in unser System einbauen müssen.

Das Geburtszentrum, welches ich vor mir sehe, macht genau das. Es ist eine staatlich finanzierte gesundheitsorientierte menschliche Institution, die nicht gezwungen ist, wirtschaftlich zu arbeiten, denn Geburt ist kein finanzielles Profitgeschäft. Wir dürfen mit dem Start ins Leben nicht weiter versuchen, Geld zu machen und die Branche auf den letzten Cent hin auszuquetschen.

Ich stehe vor dem Zentrum und sehe die verschiedensten Fachbereiche, die bereichsübergreifend zusammenarbeiten. Jeder dieser Bereiche wird nicht nur medizinisch, sondern auch menschlich geschult. Sie werden angemessen bezahlt und haben klare Regelungen zum Arbeitspensum. Jede Frau hat eine Akte. Kommunizieren über zehn verschiedene Ecken und Konkurrenzkampf sind nicht notwendig. Hebammen sind nicht gezwungen, in einem veralteten und unmenschlichen System zu arbeiten, welches ihnen durch strukturelle Gewalt die Hände bindet. Die überteuerten Berufshaftpflichtversicherungen wurden gebremst und halten sich in einem zahlbaren Rahmen, damit die außerklinische Geburtshilfe genau den Stellenwert bekommt, den sie verdient. Die freie Wahl des Geburtsortes ist kein unrealistischer Mythos mehr, sondern jede Hebamme kann durch die Hebammenarbeit ihre Versicherungskosten tragen und den Frauen das anbieten, was sie verdienen. Genauso sehe ich, dass nicht nur eine Hebamme in der außerklinischen Geburtshilfe bezahlt wird, sondern auch eine zweite, weil das Sicherheit bedeutet. Und die Sicherheit unserer Mütter und Kinder ist unbezahlbar. Sie sind es, die diesen Weg zusammen gehen, und alles, was sie wollen, ist, sich für die Zeit der Geburt fallen lassen zu dürfen. Und wenn ihr mich fragt, das ist unsere Gesellschaft ihnen schuldig, denn was wären wir ohne unsere Mütter?

Sie sind es, die neue Generationen schaffen. Deswegen müssen wir die Augen aufmachen und für sie kämpfen, denn es ist nicht egal, wie wir geboren wurden und werden.

Bonuskapitel

Dein Recht auf eine selbstbestimmte Geburt

Dieses Kapitel wird ein besonderes, denn jetzt wird es konkret um dich gehen und darum, wie ich dir deine eigene Selbstbestimmtheit nochmals vor Augen führen kann. Ich möchte dir damit die Stärke geben, die du verdienst und vielleicht schon lange gesucht hast. Dieser letzte Teil des Buches enthält Botschaften an Frauen wie dich, die sich nach Veränderung im System und Anerkennung als Frau, Mutter, werdende Mutter oder sogar Betroffene sehnen.

Bevor du weiterliest, möchte ich dir eine Sache vorweg mitgeben, weil sie mir am Herzen liegt und wir viel zu oft das Gefühl haben, überhört und übersehen zu werden:

Ich sehe dich.
Ich sehe deine Bedürfnisse und Wünsche.
Und zusammen lassen wir diese aufblühen.
Ich sehe deine Ängste und Sorgen.
Und zusammen werden wir sie aus der Welt schaffen.

Kennst du das auch? Wir suchen viel zu oft nach Fehlern, und vor allem suchen wir sie bei uns selbst. So viel die wunderbaren Generationen vor uns schon im Bereich Gleichberechtigung, Selbstbestimmtheit und Selbstbewusstsein erreicht haben, können wir manchmal nicht leugnen, dass tief in unseren Knochen die Angst steckt, nicht gut genug zu sein, nicht genug Wissen zu haben, nicht kompetent genug zu sein. Wir arbeiten jeden Tag an uns. Daran, dass wir das Positive sehen, dass wir unseren tiefen Ängsten Herr werden, damit wir das Leben leben, das wir wollen und das uns glücklich macht.

Doch die intimen Momente, die unbekannten Phasen in unserem Leben, machen uns angreifbar in unserer Selbstsicherheit. Das ist ganz natürlich. Wir Menschen haben Angst vor dem Unbekannten, zumindest in den meisten Fällen. Bei manchen ist das mehr, bei manchen weniger ausgeprägt. Diese Angst vor dem Unbekannten in der Schwangerschaft und bei der Geburt ist es, die ich schon in so vielen Augen gesehen habe während meiner Arbeit. Gefüttert wird sie durch »Horrorgeschichten« von schweren Geburten, die man vielleicht nicht hören wollte oder für die man noch nicht bereit war. Sie werden genährt durch das falsche Bild von Schwangerschaft, Geburt und Wochenbett, vor allem in den sozialen Medien.

Diese Ängste möchte und kann ich nicht wegzaubern, aber ich kann dir sagen, dass es okay ist, anzuerkennen, dass du als werdende Mutter nicht alles wissen musst und dass du im Unbekannten das Recht auf Aufklärung und Wissen hast. Wenn du dieses Buch schließt, wünsche ich mir, dass du das Selbstvertrauen hast, zu sagen:

»Ich weiß vielleicht nicht über alles Bescheid, was kommt, aber ich werde den Mut und die Liebe zu mir und meinem Kind nutzen, um Fragen zu stellen, offen zu sein und mir zuverlässige und sichere Wissensquellen zuzulegen. Meine Selbstbestimmtheit während des Prozesses des Mutterwerdens hat Priorität. Ich werde mich und meine Bedürfnisse wahrnehmen, kommunizieren und mich mit Menschen umgeben, die mich ernst nehmen.«

Ich bitte dich, dir das gern noch mal durchzulesen. Das ist der Mehrwert dieses Buches. Ich will, dass du deine Bedürfnisse und Wünsche, deine Schwächen und Ängste zum Thema machst, für dich und für die Fachkräfte, die du zu deiner Betreuung heranziehst.

Und ich habe für dich zwei konkrete Hilfsmittel, die du mit in dein Leben nehmen darfst:

1. Frag, bis du es verstanden hast. Ich weiß, eine medizinische Fachkraft kann einschüchternd sein. Ich kenne das selbst. Aber du musst nicht viel fragen, häufig reicht ein einfaches »Warum?«.

2. Lerne deine Intuition kennen. Unsere Intuition ist ein evolutionäres Geschenk, das eine wunderbare Schutzfunktion hat. Das Bauchgefühl einer werdenden Mutter sollte genauso ernst genommen werden wie beispielsweise die Überweisung in eine Klinik. Ich finde es schlimm, dass die Instinkte eines Menschen so häufig abgewertet werden. Dabei sorgen sie seit Menschengedenken für unsere Sicherheit und haben damit absolute Daseinsberechtigung.

Genauso möchte ich, dass du weißt, was nicht als »normal« gilt und was für dich klare Zeichen sind, dass in der Betreuung mit Fachkräften etwas falsch läuft. Dafür werden wir uns jetzt zusammen die häufigsten Fragen über die falsche Normalität anschauen, damit du darauf schon die Antworten kennst und erkennst, wenn Fachkräfte versuchen, dich zu übergehen. Und für alle anderen Situationen, die dir in deinem Leben und vielleicht während der Geburt passieren, vergiss bitte niemals: Stell so viele Fragen, wie du brauchst, damit du die Situation verstehst und dich damit wohlfühlst und für dich selbst eine selbstbestimmte Entscheidung treffen kannst.

Ist es normal, dass mein Gynäkologe mich in jeder Schwangerenvorsorge vaginal untersucht?

Im Kontext der modernen Gesundheitsversorgung hat sich der Ansatz in Bezug auf Vorsorgeuntersuchungen während der Schwangerschaft in den letzten Jahrzehnten erheblich verändert. Der Trend ging immer mehr hin zur vollständigen gynäkologischen Schwangerenvorsorge. In Deutschland versuchen viele Ärzte dies mit der Formulierung in den Mutterschaftsrichtlinien zu begründen. Diese sind frei verfügbar und für jeden online einsehbar. Angeblich hätte das zu Missverständnissen geführt und die Ärzteschaft wäre dazu angeleitet worden, die primäre Vorsorge durch eine Ärztin zu empfehlen. Ich finde das tatsächlich sehr einfach und unklar, und für mich wirkt es so, als würde man sich damit aus dem Fakt herausreden wollen, dass Gynäkologen, die eine Hebammenvorsorge ablehnen, vor allem auch den finanziellen Faktor im Blick haben. Ich möchte hier auf gar keinen Fall generalisieren. Es gibt ganz wunderbare medizinische Fachkräfte, doch es gibt leider auch diejenigen, die ihre Macht und Verantwortung falsch platzieren oder sogar missbrauchen. Uns Hebammen die Schwangerenvorsorge zu nehmen, mit der Begründung, es würde so in den Mutterschaftsrichtlinien stehen, ist falsch. Absolut nirgendwo ist das verankert. Wir Hebammen sind die Fachmenschen für den gesunden Zustand der Schwangerschaft und die Betreuung in der Schwangerschaft. Die Vorsorgeuntersuchung ist eines unserer Fachgebiete und unglaublich wichtig für unsere Arbeit. Es ist ein Bestandteil der ganzheitlichen Betreuung, welche meiner Meinung nach essenziell ist, um die Sicherheit von Mutter und Kind zu gewährleisten.

In den letzten Jahrzehnten war es also üblich, dass Schwangere die Vorsorgeuntersuchungen ausschließlich in ärztliche Hand gegeben haben, weil sie nicht über die Möglichkeit der Hebammenvorsorge aufgeklärt wurden. Das Informationssystem für werdende Eltern muss bei uns noch deutlich verbessert werden. Die Frauen, die das Wissen über die sehr sinnvolle Möglichkeit der Hebammenvorsorge haben, sind meist erstaunt, wie anders die Vorsorge abläuft. Ich kann mich nur wiederholen, wenn ich sage, dass wir genau dafür ausgebildet und geschult werden. Eine Hebammenvorsorge ist in der Regel ausführlicher, umfangreicher und mit mehr Zeit verbunden, vor allem jedoch geschieht sie ohne routinemäßige vaginale Untersuchung. Die Untersuchung und Betreuung einer gesunden, normalen Schwangerschaft – auch als physiologische Schwangerenvorsorge bezeichnet – sollte weitgehend nichtinvasiv sein und nur dann zusätzliche Untersuchungen beinhalten, wenn es eine spezifische medizinische Indikation dafür gibt. Tatsächlich ist eine routinemäßige vaginale Untersuchung nicht in den Mutterschaftsrichtlinien enthalten, nach denen Ärztinnen und Ärzte sich richten müssen. Die Mutterschaftsrichtlinien basieren auf aktueller wissenschaftlicher Forschung und bester klinischer Praxis, um sowohl die Gesundheit der Mutter als auch die des ungeborenen Kindes bestmöglich zu schützen. Wir Hebammen in Deutschland richten uns in der Regel danach, da der Mutterpass auch nach den Mutterschaftsrichtlinien aufgebaut ist. Grundsätzlich müssten wir uns nicht danach richten, Ärztinnen jedoch schon. Auch daran merkt man, dass uns der Fachbereich zugeordnet wurde und die ärztliche Vorsorge ursprünglich nur ergänzend sein sollte.

Wenn Hebammen und Ärzte Hand in Hand arbeiten würden und nicht gegeneinander, als würde die eine dem anderen etwas wegnehmen, dann hätten wir einen sehr großen Schritt hin zu einem wunderbaren System gemacht. Vaginale Untersuchungen sollten nicht mehr als Standardprozedur betrachtet werden. Es können spezifische Gründe oder Symptome vorliegen, die eine solche Untersuchung erfordern. Dazu gehören beispielsweise ungewöhnliche Schmerzen, Blutungen, Verdacht auf eine Infektion oder bestimmte Komplikationen in der Schwangerschaft. In solchen Fällen kann eine vaginale Untersuchung dazu beitragen, wichtige Informationen zu gewinnen, um eine entsprechende Behandlung zu initiieren. Aber es ist und bleibt keine Routineuntersuchung. Je weniger Keime wir in die Vagina bringen und je weniger Manipulation wir im Intimbereich vornehmen, umso besser. Es ist wichtig, zu betonen, dass medizinische Untersuchungen und Eingriffe ohne klare Indikation oder Konsequenz nicht sinnvoll sind und oft unnötigen Stress für die Schwangere verursachen können. Zudem gibt es die grundlegende medizinische Regel, dass kein Eingriff ohne das informierte Einverständnis der Patientin durchgeführt werden sollte. In diesem Sinne hat eine routinemäßige vaginale Untersuchung bei Schwangeren ohne konkrete medizinische Indikation keinen Mehrwert. Das Wichtigste, was du davon mitnehmen solltest, du darfst eine vaginale Untersuchung immer ablehnen. Du darfst und sollst generell zu allem Nein sagen, was du nicht willst oder verstehst. Es ist dein Körper und das Zuhause deines Kindes.

Ist es normal, dass vaginale Untersuchungen wehtun?

Absolut nein. Eine vaginale Untersuchung sollte niemals schmerzhaft sein, egal ob in der Vorsorge oder während der Geburt. Gerade während der Wehen sollte darauf geachtet werden, dass die Frau sich entspannen kann und sich nicht verkrampft. Tut man der Gebärenden während der Untersuchung weh, und die Fachkraft besteht darauf, weiterzumachen, ist das absolut fahrlässig und nicht förderlich für die Geburt.

Ist es normal, dass bei jeder ärztlichen Vorsorgeuntersuchung ein Ultraschall gemacht wird?

In einer unauffälligen Schwangerschaft klar: Nein. Doch müssen wir hier zwischen Deutschland, Österreich und der Schweiz etwas unterscheiden. Für die deutschen Regelungen gilt, dass die Schwangerenvorsorge von Hebamme oder Ärztin durchgeführt werden kann, ohne dass die Frau Sorge wegen Kostenübernahme oder Ähnlichem haben muss. So ist es ebenfalls in der Schweiz. Schauen wir aber nach Österreich, enthält der Mutter-Kind-Pass fünf ärztliche Untersuchungen während der Schwangerschaft. Bei drei dieser Untersuchungen ist jeweils ein Ultraschall vorgesehen. Für den Bezug des Kinderbetreuungsgeldes in voller Höhe müssen alle fünf Schwangerschaftsuntersuchungen in den vorgeschriebenen Zeiträumen durchgeführt werden. Die Ultraschalluntersuchungen bilden hingegen keine Voraussetzung für das Kinderbetreuungsgeld. Für mich erscheint es paradox, die Schwangere in ein gewisses Untersuchungsschema mit finanziellen Druckmitteln zu drängen. Österreichische Hebammen können und dürfen ebenfalls Vorsorgeuntersuchungen in der Schwangerschaft durchführen, hier stellt sich jedoch die Frage der Kostenübernahme. In Deutschland ist es keine Frage, hier zahlen die Krankenkassen, auch wenn es hier und da mal Kürzungen gibt. In Österreich sieht das leider anders aus. Es wird lediglich das Hebammen-Beratungsgespräch in der 18. bis 22. Schwangerschaftswoche übernommen. Wünscht sich die Frau Vorsorge durch eine Hebamme, so muss sie diese selbst bezahlen. Plant die Familie eine Hausgeburt oder eine ambulante Geburt, werden einige Hausbesuche übernommen. Es ist meiner Meinung nach ein verwirrendes System, welches nicht unbedingt für eine ganzheitliche Hebammenbetreuung spricht. Ähnlich wie in Deutschland gibt es auch hier viele Baustellen, die definitiv Veränderung brauchen. Werdende Eltern sollten nicht mit erpressenden Mitteln in Untersuchungen gedrängt werden. Es ist schließlich der Körper der Frau, und dass sie finanzielle Benachteiligungen erleidet, wenn sie sich gegen ärztliche Behandlung entscheidet, erscheint mir der Selbstbestimmung nicht angemessen.

Schauen wir uns genauer die Ultraschalluntersuchungen an. Der Ultraschall und die Ergebnisse, die er liefert, gelten häufig als die ultimative Wissensquelle und basieren vor allem auf dem Gedanken »Was ich sehe, das glaube ich auch«. Dass unsere Gesellschaft generell sehr kritisch allem gegenübersteht, was man nicht tatsächlich sehen und anfassen kann, ist nichts Neues. Ähnlich ist es in der Schwangerschaft. Das Bild im Ultraschall gilt viel zu häufig als *die* eine Wissensquelle darüber, ob es dem Kind gut oder schlecht geht. Worüber aber die wenigsten Ärzte sprechen, ist die offensichtliche Toleranz des Ultraschalls, bis hin zur statistischen Fehlerquote. Ich finde es generell absurd, nur aufgrund einer Untersuchungsmethode einen aussagekräftigen Befund mit einer Diagnose zu stellen, wenn es offensichtlich noch andere Untersuchungsmethoden gibt. Die geübten Hände einer Hebamme sind ebenfalls ein aussagekräftiges Mittel, um Befunde im Ultraschall zu bestätigen – oder eben auch nicht. Das Ertasten des Gebärmutterhöhenstandes, das Messen des Symphysen-Fundus-Abstandes und die allgemeine Lagebestimmung sind nicht umsonst laut Mutterschaftsrichtlinien in Deutschland fest in der Schwangerenvorsorgeuntersuchung verankert – im Gegensatz zum Ultraschall. Dieser ist in einer unauffälligen Schwangerschaft nicht routinemäßig in der Vorsorge notwendig, weil die sonstigen Untersuchungen aussagekräftig genug für die Gesundheit des Kindes sind. Angesetzt sind lediglich drei Ultraschalluntersuchungen in der unauffälligen Schwangerschaft. Möchte die Frau diese Ultraschalluntersuchungen, oder auch andere Vorsorgeuntersuchungen, nicht, dann halten dies Hebammen oder Ärzte in der Regel schriftlich fest, klären die Frau darüber auf, dass sie gegen die empfohlenen Mutterschaftsrichtlinien handelt, aber sie trägt dadurch keine finanziellen oder anderen Konsequenzen. Die Schweiz ähnelt hier wieder sehr dem deutschen System.

Warum erhalten dennoch in Deutschland viele Schwangere bei jeder ärztlichen Vorsorge einen Ultraschall? Die Gründe dafür können verschieden sein, wenn die Frau jedoch gesund ist und keine Risikoschwangerschaft vorliegt, muss sie die Untersuchungen selbst bezahlen. Dafür gibt es inzwischen Praxen, die komplette Ultraschallpakete anbieten – oft zu absurden Preisen. Der Wunsch, das ungeborene Kind zu sehen, wird für Marketingzwecke missbraucht und den Frauen wird Geld aus der Tasche gezogen. Dieses »Babyfernsehen« ist jedoch offiziell seit dem 01. Januar 2021 verboten. Wird es trotzdem in einigen Praxen noch praktiziert? Inoffiziell leider ja.

Eine weitere Möglichkeit der Gynäkologen, bei jeder Vorsorgeuntersuchung einen Ultraschall zu machen, ist es, die Frau als Risikoschwangere einzustufen und damit jedes Mal eine Indikation für den Ultraschall zu stellen. Ich erlebe immer wieder, dass Frauen nicht einmal wissen, dass sie laut Fragenkatalog von ihrem Arzt oder ihrer Ärztin als Risikoschwangere eingestuft wurden. Im Mutterpass wird das jedoch schnell erkenntlich. Hier fehlen schlichtweg wieder viel Aufklärung und offene Kommunikation.

Ist es normal, dass freiberufliche Hebammen nur die Möglichkeit einer Hausgeburt anbieten?

Nein, das stimmt nicht. Wenn eine Hebamme außerklinisch arbeitet, geburtshilflich versichert ist und eine Kooperation mit einem Krankenhaus oder einer Klinik hat, ist es für selbstständige Hebammen möglich, klinische Geburten zu betreuen. Sie arbeiten dann als sogenannte »Beleghebammen« und die Betreuung durch die Hebamme ist damit durchgehend von der Schwangerschaft bis zur Wochenbett-Betreuung möglich, auch wenn man keine Hausgeburt machen möchte. In der DACH-Region sind die Bedingungen für diese Möglichkeit allerdings teilweise sehr unterschiedlich. In der Schweiz beispielsweise ist diese Art der Betreuung sehr gefragt, während es in Deutschland in manchen Regionen sehr schwierig für Hebammen ist, eine Klinik zu finden, die externe Beleghebammen annimmt. In Österreich kann dies auch je nach Region sehr verschieden sein. Diese Möglichkeit für alle realistischer zu machen, ist auch eine klare Forderung auf dem Weg zu einer selbstbestimmten Geburtshilfe.

Ist es normal, dass ich bei der Geburt fast nur allein im Kreißsaal war und niemand nach mir geschaut hat?

In den meisten Fällen wird das leider durch den Hebammenmangel verursacht. Es sollte aber keinesfalls so sein. Leider ist es immer noch in vielen Kliniken und Krankenhäusern üblich, dass eine Hebamme zwei, drei, oder sogar mehr Frauen parallel im Kreißsaal betreut. Diese müssen nicht gleich weit im Geburtsprozess sein, trotzdem tragen die Hebammen die Verantwortung für alle und nicht nur für die werdenden Mütter, sondern auch für deren Kinder. Es ist ein Druck, den die meisten Hebammen auf sich nehmen, weil sie natürlich helfen und da sein möchten, doch innerlich würden sie sich wünschen, allen Frauen zeitlich gerecht zu werden.

Ein weniger bekannter Grund ist ein unmenschlich arbeitendes Team. So gern ich sagen würde, dass in jedem Kreißsaal ein gutes Klima herrscht und man die Gebärenden angemessen betreut – es wäre gelogen. Es gibt genug Situationen, in denen ich selbst gesehen habe, dass die Hebammen eine Frau nicht angemessen betreut haben, weil sie ihnen zu laut, zu selbstbewusst, zu natürlich, zu unangenehm oder was auch immer war. Das ist ein unprofessionelles Verhalten, doch begegnet es mir leider immer noch zu oft. Falls du solche Erfahrungen gemacht hast, tut es mir unendlich leid. Das ist bestimmt nicht normal.

Ist es normal, dass man mich während der Geburt so oft vaginal untersucht?

Ähnlich wie das Allein-gelassen-Werden im Kreißsaal ist auch hier die Antwort: Nein, es sollte nicht normal sein. In der modernen Medizin hat sich die Art und Weise, wie wir Geburten handhaben, dramatisch verändert. In den meisten Fällen sind sich Hebammen und Gebärende fremd. Man erhebt eine fachliche Anamnese der Frau, die man in den nächsten Stunden betreut, aber was sagt das wirklich über den Menschen aus? Nicht viel. Die klinischen Informationen sind wichtig, essenziell wichtig sogar, aber meiner Meinung nach sind es die emotionalen und empathischen Kenntnisse, die ebenso zählen. Gerade deswegen ist die ganzheitliche menschliche Betreuung so ein großer Sicherheitsfaktor. Wir Hebammen werden dazu ausgebildet, den Menschen, vor allem den Körper der Frau, zu lesen und von außen durch ihr Verhalten, ihr Tönen, ihre Bewegungen, ihre Gesichtsausdrücke, durch die Veränderungen des Körpers zu sehen, was gerade in ihr passiert. Aber diese besondere Fähigkeit einer Hebamme kann nur angewendet werden, wenn Zeit und Raum vorhanden sind. In vielen Gesundheitseinrichtungen ist es üblich geworden, dass Frauen während der Geburt in kurzen Abständen untersucht werden, weil eben kaum noch die äußerlichen Parameter erhoben werden oder sich jemand die Zeit nimmt bzw. nehmen kann, um wirklich hinzuschauen und zu beobachten. Mir stellt sich dabei die Frage: Ist es wirklich notwendig, dass wir dieses unmenschliche »Ausweichsystem« mit unzähligen vaginalen Untersuchungen fördern, indem wir die klinische Geburtshilfe immer und immer weiter überlasten, oder ist es an der Zeit, dass wir die Geburtshilfe wieder angemessen unter den Fachkräften verteilen und vor allem die heranwachsenden Hebammen ermutigen und fördern?

Ist es normal, dass man mich während der Wehe untersuchen muss?

Solange kein medizinscher Notfall vorliegt und dein Kind zum Beispiel einen anhaltenden Herztonabfall erleidet, ist es absolut übergriffig, in der Wehe vaginal zu untersuchen. Wenn man aber als Hebamme das Gefühl hat, wissen zu wollen, wie der Geburtsfortschritt in der Wehe ist und dieser Parameter für das fortschreitende Vorgehen wichtig erscheint, dann kann man natürlich mit der Frau sprechen und um ihr Einverständnis bitten. Merkt man aber während der vaginalen Untersuchung, dass die Frau Schmerzen dabei hat, dass es ihr unangenehm ist oder sie einfach Nein sagt, dann hat man die Untersuchung als Hebamme oder Ärztin abzubrechen. Sofort. Sollte es sich um einen Notfall handeln, ist es auf jeden Fall wichtig, klar und deutlich mit der Frau zu kommunizieren. Es macht auch in solch einer Situation einen großen Unterschied, ob man einen Menschen respektlos behandelt oder auf Augenhöhe und menschlich.

Das Szenario, während der Wehe vaginal untersucht zu werden, ist in vielen Kreißsälen noch häufiger Alltag, als es definitiv sein sollte. Eins meiner Erlebnisse als Mittäterin hat genau damit zu tun gehabt. Es sind veraltete und unprofessionelle Praktiken, die viele Hebammen und Ärzte immer noch betreiben. Falls eine Fachkraft es jemals von dir verlangen sollte, darfst du es jederzeit ablehnen. In den wenigsten Fällen ist es begründet, vor allem nicht in einem natürlichen Geburtsablauf. Kleiner Tipp von mir: Wenn du feststellen solltest, dass die Hebamme im Kreißsaal zu häufig intervenieren möchte und keine andere Hebamme verfügbar ist, dann geh in die Wanne. Es klingt absurd, aber die Badewanne ist eine wunderbare Prophylaxe für Interventionen, wie zum Beispiel ständigem und unnötigem vaginalen Untersuchen.

Es ist traurig, dass dieser Tipp tatsächlich notwendig ist, aber glaub mir, er hilft. Und mir ist wichtig, dass du weißt, wie du deine Situation verbessern kannst, falls du nicht in die besten Hände gerätst.

Ist es normal, dass ich ungefragt Medikamente verabreicht bekomme?

Das ist ein absolutes No-Go und ein klares Nein. Es ist eine Form von körperlicher Misshandlung. Niemand darf dir ohne Aufklärung und Einverständnis ein Medikament zuführen, selbst im Notfall nicht. Natürlich kann man in Situationen mit Zeitdruck nicht ausführlich aufklären, doch was immer ein absolutes Muss ist, ist das laute und deutliche Ankündigen, bevor ein Medikament gegeben wird. Liegt keine Notfallsituation vor, ist eine Aufklärung über das Medikament und die möglichen Nebenwirkungen absolut erforderlich. Das beste Beispiel dafür ist das wahrscheinlich am häufigsten verabreichte Medikament in der Geburtshilfe: Oxytocin. Wir haben zuvor schon ausführlich besprochen, wie unser Hormon Oxytocin wirkt und dass es viel zu oft und vor allem viel zu schnell (ohne Alternativen auszuprobieren) künstlich verabreicht wird. Der Zweck der Aufklärung besteht darin, die Patientenautonomie zu respektieren und zu fördern. Es geht darum, dass Patientinnen auf der Grundlage vollständiger und genauer Informationen Entscheidungen über ihre Gesundheitsversorgung treffen können. Dazu kommt, dass du beispielsweise mit dem ungefragten Verabreichen einer Spritze sozusagen körperlich verletzt wirst. Das bedeutet: Wenn die Fachkräfte die Aufklärungspflicht nicht ernst nehmen, kann das schwerwiegende rechtliche und ethische Konsequenzen haben. Es kann zu Disziplinarmaßnahmen, Berufshaftungsklagen und einem Vertrauensverlust von Patientenseite führen.

Ist es normal, dass ich dauerhaft ein CTG bekommen muss?

Vermutlich wiederhole ich mich, aber mir ist es wichtig, dass du verstehst, dass du, auch wenn du in einer medizinischen Einrichtung bist, trotzdem die Rechte über deinen Körper hast. Und ich verspreche dir, die kontinuierliche Herztonüberwachung deines Kindes während einer natürlichen Geburt, gerade in der Eröffnungsperiode, ist keinesfalls etwas, das die Sicherheit steigert. Die kontinuierliche Anwendung des CTG während der gesamten Geburt ist meist nicht notwendig und kann sogar kontraproduktiv sein. Sie kann die Bewegungsfreiheit der Mutter einschränken, was sich womöglich auf ihre Fähigkeit auswirkt, mit den Wehen umzugehen und verschiedene Geburtspositionen einzunehmen.

Wenn du in einem Krankenhaus oder in einer Klinik gebären solltest und dem Schreiben des CTG generell zustimmst, kannst du beispielsweise fragen, ob es ein kabelloses Gerät gibt. Das fördert wenigstens etwas die Freiheit. Generell vergiss aber bitte trotzdem nicht: Es ist kein Muss.

Ist es normal, dass ich während der Geburt auf dem Rücken liegen muss?

Während der Geburt kann die Position, in der eine Frau sich befindet, einen erheblichen Einfluss auf den Geburtsprozess und ihr Wohlbefinden haben. Eine weitverbreitete Vorstellung ist, dass Frauen während der Geburt auf dem Rücken liegen sollten. Eine Position, die oft in Filmen und Fernsehserien dargestellt wird. Tatsächlich ist diese Position jedoch nicht immer die Beste für die Gebärende und wird daher auch nicht immer empfohlen. Das Rückenliegen während der Geburt ist eine Position, die in westlichen Krankenhäusern weitverbreitet ist. Weißt du, warum? Der Grund ist absolut unmenschlich. Es hat sich in vielen Krankenhäusern und Kliniken wegen der Bequemlichkeit des medizinischen Personals eingebürgert. Ich hoffe, du bist darüber genauso fassungslos, wie ich es damals war, als mir das bewusst wurde. Es ermöglicht einen einfachen Zugang für die Untersuchung und Überwachung der Mutter und des Babys. Allerdings ist es wichtig, zu verstehen, dass dies nicht die einzige oder immer die günstigste Position ist. Studien haben gezeigt, dass das Rückenliegen während der Geburt den Geburtskanal verengen kann. Und nicht nur das. Im Großen und Ganzen ist die Logik dahinter noch viel simpler: Die Schwerkraft kann dem Baby wunderbar helfen, geboren zu werden. Insgesamt ist Geburt ein dynamischer und bewegter Prozess, wie ich dir schon erklärt habe. Stell dir nun vor, du liegst die ganze Zeit auf dem Rücken. Da gleicht die Dynamik vielleicht einem starren Seestern, aber mehr auch nicht.

Die unnatürliche Rückenlage kann den Geburtsprozess verlangsamen und die Notwendigkeit medizinischer Interventionen erhöhen.

Warum sage ich »unnatürliche« Rückenlage? Ganz einfach: Wenn die Frau sich bewusst für das Liegen auf dem Rücken entscheidet, weil es sich für sie gut und produktiv anfühlt, dann ist es eine natürliche Gebärposition, die sie gerne einnehmen darf und soll. Aber sie muss durch sie selbst bestimmt und gewählt sein. Unsere Intuition spielt bei der Wahl der Gebärposition die größte Rolle. Die Frau spürt am besten, wie und wo sie sich wohlfühlt, das kann stehend, kniend, im Vierfüßler-Stand oder zum Beispiel auf der Seite liegend bedeuten.

Ist es normal, dass sich beim Pressen jemand auf meinen Bauch gelegt und sich mit voller Kraft auf mich gedrückt hat?

Nein, ist es nicht. Es ist eine klare Form von physischer Gewalt, die leider immer noch alltäglich ist in veralteten Kreißsälen. Der gewaltvolle Bauchdruck, also eine abgewandelte Art des »Kristeller-Handgriffs«, ist pure Gewalt und hat keinen Mehrwert für die Geburtshilfe. Es wird häufig als notwendige Maßnahme zum Retten des Kindes beschrieben, was fachlich gesehen einfach nicht richtig ist. Es gibt keinerlei Belege dafür, dass eine forcierte Geburtshilfe das Wohlergehen des Kindes auch nur ansatzweise verbessert, eher im Gegenteil. Leider gibt es immer noch Fälle, in denen während der Geburt gewaltvolle Methoden angewendet werden, um das Kind herauszudrücken. Dieses Vorgehen ist nicht nur inakzeptabel, sondern stellt auch eine klare Misshandlung dar, die unbedingt verhindert werden muss. Was ist der

»Kristeller-Handgriff« ursprünglich? Der »Kristeller-Handgriff« ist eine medizinische Methode, bei der Druck auf den Bauch der Gebärenden ausgeübt wird, um die Wehen zu unterstützen und die Geburt zu beschleunigen. Es handelt sich jedoch um eine umstrittene Praxis, da sie mit erheblichen Risiken verbunden ist. Schon bei korrekter Anwendung kann der »Kristeller-Handgriff« zu Verletzungen der Gebärmutter, inneren Blutungen und anderen Komplikationen führen. Aus diesem Grund wird er von vielen medizinischen Fachgesellschaften nicht empfohlen. Der sanfte Fundusdruck wird hingegen auch von Hebammen zur Unterstützung in gewissen zeitkritischen Situationen in der außerklinischen Geburtshilfe angewendet. Zwischen dem unterstützenden leichten Fundusdruck und dem »Kristeller-Handgriff« mit all seinen gewalttätigen Abwandlungen liegen Welten.

Ist es normal, dass man mich während der Wehen anschreit?

Auch hier ist die Antwort ein klares Nein. Während der Geburt von Fachpersonal angeschrien zu werden ist verbale Gewalt und der Beginn von psychischem Missbrauch. Ich glaube, niemand von uns fühlt sich wohl, wenn er angeschrien und vielleicht sogar beleidigt wird. Es ist ein grausames Niedermachen von Menschen, ein unnötiges und unmenschliches Machtspiel, welches nur Negatives zur Folge hat, aber sicherlich keinen Geburtsfortschritt. Auch in hektischen Notfallsituationen ist Anschreien unpassend. Lautes deutliches Kommunizieren, verbunden mit klaren Anweisungen, ist dann angebracht. Natürlich ist das auch mal bestimmend, aber nicht zu vergleichen mit gewalttätigem Verhalten. Versuche hier, klare Grenzen zu setzen, vielleicht auch durch die Begleitperson, falls eine Fachkraft übergriffig in ihren Aussagen werden sollte.

Ist es normal, dass die Ärztin ungefragt einen Dammschnitt durchführt?

Es ist leider wahr, dass es Kliniken und Krankenhäuser gibt, in denen Geburtshelfer in den letzten Jahrzehnten fast schon routinemäßig einen Dammschnitt machen. Das ist nicht nur veraltet, sondern barbarisch. Zum Glück gibt es aber auch viele Kliniken und Krankenhäuser, die den Dammschnitt schon fast komplett aus der Geburtshilfe gestrichen haben und ihn nur im äußersten Notfall, wenn gewisse Manöver zur Rettung des Kindes notwendig sind, anwenden. In jeder anderen Situation, um einfach nur Platz für den kindlichen Kopf zu schaffen, ist es nicht medizinisch begründet. Um so etwas zu vermeiden, kann man bei der Kreißsaalbesichtigung fragen, ob in diesem Kreißsaal Dammschnitte praktiziert werden, und sich dann gegebenenfalls noch einmal umorientieren. Genauso kann man vorher schriftlich festhalten, dass man keinen Dammschnitt möchte. Hierbei muss man auch keine Angst haben, dass man der Gesundheit des Kindes mit dieser Entscheidung schadet, da es wirklich Ausnahmefälle sind, die diese Maßnahme begründen.

Ist es normal, dass ich beim Nähen etwaiger Geburtsverletzungen nicht betäubt wurde?

Geburt ist intensiv, aufregend und wunderschön, und was unser Körper für unglaubliche Leistungen währenddessen vollbringt, ist einzigartig. Viele Menschen haben Angst vor Geburtsverletzungen, was ich auch absolut verstehen kann. In den meisten Fällen sind natürlich entstandene Risse schnell verheilt und schränken nach den ersten Tagen kaum noch ein. Je nachdem wie groß und tief die Verletzungen sind, kann es sich um Wunden handeln, die verbunden oder genäht werden müssen. In diesen Momenten, in denen der Körper nach der Anspannung und Erschöpfung der Geburt nach Ruhe und Erholung verlangt, kann zusätzlicher Schmerz besonders belastend sein. Es sollte selbstverständlich sein, dass medizinische Eingriffe, einschließlich des Nähens von Geburtsverletzungen, mit angemessener Schmerzlinderung durchgeführt werden. Es ist nicht normal oder akzeptabel, dass dies ohne Betäubung geschieht. Schmerzmanagement ist ein grundlegender Bestandteil der medizinischen Versorgung. Niemand sollte unnötige Schmerzen ertragen müssen, insbesondere nicht in einem medizinischen Umfeld, wo wirksame und sichere Schmerzmittel zur Verfügung stehen. Die Idee, dass eine Frau nach der Geburt, wenn sie einfach nur ankommen und ihr Baby kennenlernen und begrüßen möchte, Schmerzen ohne Betäubung ertragen sollte, ist nicht nur unethisch, sondern auch empathielos. Es ist wichtig, dass du das weißt und deutlich Nein und Stopp sagst, wenn dir so etwas passieren sollte. Niemand muss das aushalten.

Ist es normal, dass bei einer Beckenendlage direkt ein Kaiserschnitt geplant wird?

Jede Geburt ist anders und es gibt eine Vielzahl von Faktoren, die berücksichtigt werden müssen, um sicherzustellen, dass Mutter und Kind wohlauf sind. Eine dieser Variablen ist die Position des Babys im Mutterleib, insbesondere wenn es sich um eine Beckenendlage handelt. Eine Beckenendlage tritt auf, wenn das Baby mit dem Gesäß oder den Füßen zuerst zur Gebärmutteröffnung positioniert ist, anstatt mit dem Kopf nach unten. Obwohl es wahr ist, dass eine Beckenendlage bestimmte Risiken mit sich bringen kann, ist sie nicht automatisch ein Grund für einen geplanten Kaiserschnitt. Tatsächlich gibt es viele Faktoren, die berücksichtigt werden müssen, und es gibt auch Möglichkeiten, eine vaginale Geburt des Kindes in Beckenendlage sicher durchzuführen, vor allem dann, wenn man in erfahrenen und darauf spezialisierten Händen ist. Eine automatische Planung eines Kaiserschnitts bei einer Beckenendlage ist nicht das normale Verfahren und sollte auch nicht als solches angesehen werden. Jede Entscheidung über den Geburtsverlauf sollte auf einer gründlichen Beurteilung der individuellen Situation beruhen und nach ausführlicher Diskussion zwischen der Mutter und dem medizinischen Team getroffen werden. Es ist wichtig, zu betonen, dass eine Beckenendlage nicht unbedingt eine Gefahr darstellt und dass es viele Fälle gibt, in denen eine vaginale Geburt sicher und erfolgreich durchgeführt werden kann. Es gibt wunderbare Beispiele für Kliniken, welche genau auf diese Variabilität der Norm spezialisiert sind. Gerade in anamnestisch speziellen Fällen ist es absolut in Ordnung, andere Fachkräfte hinzuzuziehen und sich auch in anderen spezifizierten Kliniken beraten zu lassen. Du bist niemals einem speziellen Krankenhaus oder einer Klinik verpflichtet. Die Schlüsselbegriffe in diesem Prozess sind Information und Kommunikation. Es ist wichtig, dass du als Frau in jeder Situation vollständig über die Optionen informiert wirst und dass du dich in der Lage fühlst, Entscheidungen zu treffen, die für dich und dein Baby am besten sind.

Mit der Beantwortung dieser Fragen wollte ich dir einen kleinen Einblick geben, welche Auswirkungen die falsche Normalität haben kann. Sie soll dir ein Gefühl dafür vermitteln, dass nicht alle medizinischen Fachkräfte auf dem gleichen wissenschaftlichen Stand sind und du immer die Macht des Hinterfragens nutzen darfst, wenn du dich in einer Situation nicht sicher fühlst. Dieses Wissen anzunehmen ist ein wichtiger Schritt für dich hin zu einer selbstbestimmten Geburt.

Kennst du deine Bedürfnisse?

Damit du während deiner Schwangerschaft und Geburt nicht in die Situation kommst, dich überfordert oder vom medizinischen Personal übergangen zu fühlen, möchte ich dir raten, dich unbedingt bewusst mit deinen eigenen Bedürfnissen auseinanderzusetzen. Je sicherer du dir darüber bist, was für dich wichtig ist, desto besser kannst du das auch an andere kommunizieren.

Sehen wir uns doch mal an, wie du deinen eigenen Bedürfnissen auf die Spur kommen kannst. Eine sehr schöne Methode ist zum Beispiel das Visualisieren deiner Wünsche und Bedürfnisse. Welche Form für dich hier sinnvoll ist, kommt ganz darauf an, welche Methoden du sonst im Alltag nutzt. Du kannst alle dir wichtigen Themen als eine Art Liste aufschreiben. Ganz klassisch würde man das als Geburtsplan bezeichnen. Dieser ist vorrangig für die Hebamme und möglicherweise für die Ärzte gedacht, die dich während der Geburt begleiten.

Aber was wäre, wenn wir das Ganze noch etwas weiterdenken? Ich finde, es ist ein klassischer Denkfehler, dass wir uns viel mehr damit beschäftigen, zu überlegen, wie wir andere um uns herum in ihrem Handeln verändern können, als zu überlegen, wie wir selbst handeln möchten. Bezogen auf Schwangerschaft, Geburt und Wochenbett ist beides gleichermaßen wichtig. Es sollte also immer zwei Versionen von diesem Geburtsplan geben, einen, den man der Hebamme gibt, und einen, den man nur für sich erstellt. Darauf können Affirmationen stehen, oder es können Bilder zur Visualisierung drauf sein. Es soll eine Art Vision Board für dich sein, das dir hilft, das Mutterwerden ganz nach deinen Bedürfnissen zu gestalten. Sieh die Geburt nicht als festgefahrene Zukunft, sondern als eine Vision, die du versuchst zu manifestieren, damit du voller Positivität in ihre Richtung gehen kannst. Ängste gegenüber dem Unbekannten sind normal, auch die kannst und solltest du in irgendeiner Form auf deinem persönlichen Board niederschreiben. Manchmal reicht es schon, sie einfach mal zu dokumentieren oder auszusprechen. Das Wichtige ist, Ängste nicht kleinzureden und zu verstecken. Jedes Gefühl hat seine Berechtigung, und deine Vision sollte immer auch beides beinhalten. Am Ende gestaltest du es so, dass du siehst, dass das Positive und die Natürlichkeit in dir überwiegen und deine Ängste als Schutz ein Teil von dir sind, dich aber nicht beherrschen sollten. Lass dir Zeit dafür und stelle es Schritt für Schritt zusammen.

Am Ende der Schwangerschaft hältst du dann ein Dokument in der Hand, das dich widerspiegelt. Ist das nicht wunderbar? Ich sehe das als eine Vision, die du entstehen lässt und nach und nach zusammenfügst. Es ist deine Geburt als Vision Board, also eine Collage aus deinen Bedürfnissen und Wünschen. Wir arbeiten in unseren Köpfen viel zu oft krampfhaft auf die Geburt hin. Das ist auch nachvollziehbar, denn es ist der Moment, in welchem wir endlich unser Kind in den Armen halten. Aber die bis zu zweiundvierzig Wochen Schwangerschaft sind es, die unser Kind wachsen lassen, und diese Zeit ist genauso wichtig. Hier passieren so viele Entwicklungsprozesse bei Mutter und Kind, und gerade dabei brauchen beide die Versorgung, die ihnen individuell guttut.

> Ein großer Schritt zur selbstbestimmten und menschlichen Geburt ist also meiner Ansicht nach die selbstbestimmte Schwangerschaft.

Folgende Fragen solltest du zu Beginn für dich beantworten:

1. Was bedeutet für mich ganzheitliche Betreuung? Welche Fachbereiche gehören für mich dazu?

2. Möchte ich meine Vorsorgeuntersuchungen durch einen Arzt, eine Ärztin oder durch eine Hebamme, oder sogar kombiniert im Wechsel, stattfinden lassen?

3. Was gehört alles zu einer regulären Vorsorgeuntersuchung dazu? (Die Antwort darauf findest du in den Mutterschaftsrichtlinien)

4. Welche der in der Schwangerschaft angesetzten Tests finde ich persönlich sinnvoll und möchte ich durchführen lassen, und wer kann mich dazu auf Augenhöhe und objektiv aufklären?

5. Welche Methoden kann ich mir jetzt schon aneignen, um meine Gefühle und Ängste wahrzunehmen und mit ihnen umzugehen?

6. Was bedeutet für mich Sicherheit und wo und mit wem kann ich am besten loslassen?

Basierend auf den Antworten wirst du dir und dem Mutterwerden in der Schwangerschaft Schritt für Schritt näherkommen. Und alle Fragen münden letztendlich in dieser Entscheidung:

Welcher Geburtsort passt zu mir?

Natürlich ist das auch von anamnestischen Faktoren abhängig, aber dafür ist das Fachkräfte-Team, mit dem du dich umgibst, ausschlaggebend. Das Thema Sicherheit und außerklinische Geburtshilfe haben wir schon vorher thematisiert. Jetzt geht es einzig und allein darum, was du brauchst, um dich sicher zu fühlen.

Wenn deine Wahl auf eine Klinik oder ein Krankenhaus fällt, egal ob es anamnestisch notwendig wäre oder nicht, gebe ich dir hierfür noch wichtigstes Know-how mit auf den Weg, damit du immer selbstbestimmt entscheiden kannst.

Ich empfehle den Frauen in meinen Geburtsvorbereitungskursen stets, vor medizinischen Maßnahmen folgende Fragen zu stellen. Ein passendes Beispiel ist die Einleitung einer Geburt und damit das vorzeitige Beenden einer Schwangerschaft. Die Fragen sind aber generell auf jede Art der Intervention anwendbar.

Hier die Fragen:

- Wie geht es mir körperlich und seelisch?
- Was sagt meine Intuition?
- Sind die Herzfrequenz und die Versorgung durch die Plazenta gut?
- Spüre ich die Bewegungen meines Kindes genauso gut wie sonst auch?
- Was ist die Indikation für die Maßnahme und wie begründen Sie diese?
- Welche Konsequenz hat diese Maßnahme?
- Was sind Risiken und Nebenwirkungen?
- Was sind die Alternativen?

Diese Fragen sind sehr allgemein gehalten, können aber einen großen Unterschied machen. Viel zu oft trauen sich die Familien nicht, sie zu stellen, weil alles so hektisch erscheint und keine Zeit seitens der Fachkräfte vorhanden ist, aber hier betone ich immer wieder: Es geht um deinen Körper, um dein Kind, und du hast ein Recht darauf, all diese Fragen beantwortet zu bekommen, wobei ich hier nicht von Notfallmaßnahmen spreche.

Gerade in der Schwangerschaft, falls du dir unsicher bist, darfst du dir immer eine Zweitmeinung einholen. Keine Diagnose ist in Stein gemeißelt, und genauso wenig ist beispielsweise jede Ultraschalluntersuchung korrekt. Allein die Varianz innerhalb einer Gewichtsbestimmung mithilfe eines Ultraschallgeräts ist enorm. Und wenn du dich jetzt fragst, wie man sonst das Gewicht des ungeborenen Kindes bestimmen kann, dann sprich gern mal deine Hebamme an. Geübte Hände können durch das ausführliche Abtasten des Bauches häufig eine deutlich passendere Gewichtsprognose stellen.

Viel zu häufig habe ich das Gefühl, dass wir in der Medizin nach Fehlern suchen, und gerade wenn im Ultraschall ein Wert nicht der Norm entspricht, sind die Maßnahmen oft viel zu drastisch. Zum Beispiel wird bei der Vermutung auf Makrosomie oft eingeleitet. Kürzlich habe ich eine Frau im Wochenbett betreut, die ihr drittes Kind bekommen hatte. Ich war vor den Kopf gestoßen, als sie mir erzählte, es sei durch einen geplanten Kaiserschnitt zur Welt gekommen, weil der Verdacht auf Makrosomie bestanden hätte, also umgangssprachlich gesagt darauf, dass das Kind zu groß für eine normale Geburt sein könnte. Die beiden vorangehenden Geburten waren natürliche vaginale Geburten. Das berechnete Geburtsgewicht: 4250 Gramm. Ich gebe zu, das ist kein kleines Kind, aber von vornherein bei einer Mehrgebärenden zu sagen, es sei nicht möglich, dieses Kind vaginal zu gebären und, um dieses Risiko zu umgehen, einen geplanten Kaiserschnitt durchzuführen, ist meiner Meinung nach unprofessionell. Solche Fälle sind Beispiele dafür, dass wir nicht immer auf die eine Meinung und vor allem nicht ausschließlich auf die Berechnungen eines Gerätes hören sollten. Wir dürfen hinterfragen, wir sollten es sogar. Auffälligkeiten in einer Untersuchung können als Indikation gelten, weitere Untersuchungen zu veranlassen, aber dann sollte in einem ganzheitlichen Team, also unter Hinzuziehung von verschiedenen Fachkräften, entschieden werden.

Dabei solltest du auch versuchen, deine eigene Meinung einzubringen. Hör dir in Ruhe an, was das medizinische Personal dir vorschlägt. Wenn du dich im Vorfeld schon mit deinen Bedürfnissen auseinandergesetzt und nun die für dich wichtigen Fragen gestellt hast, dann sollte es möglich sein, gemeinschaftlich zu einer guten Entscheidung zu kommen.

Stärke deine Selbstbestimmtheit

Möglicherweise traust du dir im Moment aber noch nicht zu, gegenüber medizinischen Fachpersonen so selbstsicher aufzutreten, dass sie dich mit deinen Wünschen und Bedürfnissen ernst nehmen. Daran kannst du aber arbeiten. Gerade in Krankenhäusern und Kliniken hat es sich eingebürgert, dass wir die Verantwortung voll und ganz in die Hände der Ärzte bzw. auf der Geburtenstation auch in die Hände der Hebammen legen. Das finde ich nicht richtig. Wir selbst kennen unseren Körper am besten, sind die Experten für uns selbst. In Kombination mit dem medizinischen Personal ergibt das quasi eine Expertenrunde, die sich gegenseitig in ihrem Wissen unterstützen kann. Doch diese Vorgehensweise ist momentan nicht üblich und braucht wohl auch Zeit, um sich durchzusetzen.

Um unsere Selbstbestimmtheit wiederzuerlangen, müssen wir also dringend das Bewusstsein für unsere Selbstwirksamkeit wiederfinden, denn das ist es, was das Hinterfragen von Situationen und von Aussagen ausmacht. Unser politisches System kann frustrierend sein, vor allem wenn man auf kurzfristige Veränderung hofft. Das ist beinahe unmöglich. Systemische Veränderung in einer Demokratie braucht Zeit und viel Energie und vor allem viele Menschen, die immer wieder aufstehen und immer wieder ihre Geschichte erzählen, Menschen wie du und ich. Viel Zeit bedeutet aber nicht, dass es nie passieren wird, und dabei muss unsere Selbstwirksamkeit Hand in Hand mit unserer Ausdauer gehen. Ich verspreche dir, dass wir das alle zusammen schaffen. Ich selbst bin politisch aktiv geworden und liebe die Öffentlichkeitsarbeit, vor allem wenn ich merke, dass ich einen Menschen mehr erreicht habe als vielleicht am Tag zuvor. Dann war es ein erfolgreicher Tag. Und das Schöne ist, dass du das auch kannst, wenn du das möchtest.

Deine Erlebnisse und Empfindungen können für einen anderen Menschen sehr wertvoll sein.

Wir können nicht immer alles nur passieren lassen, schon gar nicht in Bezug auf die Geburtshilfe. Es geht um uns alle. Wir alle wurden geboren, und viele von uns haben Kinder oder möchten vielleicht noch Eltern werden, du möglicherweise auch. Das Thema betrifft die komplette Menschheit und genau deshalb dürfen wir keinesfalls davon ausgehen, dass sich die Probleme innerhalb dieses eigentlich so wunderschönen Themas von allein lösen. Ich möchte an der Stelle einen Satz mit dir teilen, den ich vor einiger Zeit für mich aufgeschrieben habe und der mich jeden Tag leitet:

»Die Geburt eines Menschen ist ein Wunder,
aber auch Wunder müssen beschützt werden.
Und genau dafür bin ich als Hebamme da.«

Es ist natürlich unrealistisch, jede Geburt beschützen zu wollen, aber realistisch ist, dass ich dir durch meine Aufklärung die Gewissheit gebe, dass du deine Gesundheit und die Gestaltung eures Geburtserlebnisses selbst in die Hand nehmen kannst, selbst wenn es sich gerade noch nicht danach anfühlt.

Letztendlich ist die Reise zur Selbstbestimmung eine, die sowohl individuelle als auch kollektive Anstrengungen erfordert. Es ist eine Reise, die Mut, Entschlossenheit und die Bereitschaft verlangt, uns das wiederzuholen, was uns in den letzten Generationen genommen wurde.

Indem wir Selbstbewusstsein und Selbstbestimmtheit fördern und als positive Eigenschaften anerkennen, können wir ein Umfeld schaffen, in dem Menschen ermutigt werden, ihre eigenen Fähigkeiten und Überzeugungen zu entwickeln und auszudrücken. Eine schöne Möglichkeit dazu möchte ich dir hier mitgeben. Vielleicht hast du schon einmal von Affirmationen gehört? Ich musste mich selbst vor ein paar Jahren damit auseinandersetzen und habe mich gefragt, was das bringen soll, bis ich gemerkt habe, welche Kraft darin liegt. Wir entscheiden jeden Tag aufs Neue, wie wir mit uns selbst sprechen. Positive Affirmationen sind ein Weg hin zu einer wohlwollenden Kommunikation mit uns selbst. Es braucht etwas Zeit, so wie das bei langfristiger Veränderung immer ist, aber es lohnt sich.

Hier sind zehn positive Affirmationen für dich. Lies sie dir jeden Tag laut vor, am besten morgens nach dem Aufstehen, damit du gut in den Tag startest:

Ich bin dankbar für die Fähigkeiten und
Stärken meines Körpers.

Ich pflege eine gesunde Beziehung zu meinem
Körper und achte auf seine Bedürfnisse.

Ich setze klare Grenzen in Bezug
auf die Meinung anderer über meinen Körper und
vertraue auf mein eigenes Urteilsvermögen.

Ich bin einzigartig und wertvoll.

Ich habe das Recht, meine eigenen Entscheidungen
zu treffen und mein Leben nach meinen
Vorstellungen zu gestalten.

Ich bin stolz auf meine Erfolge und
lerne aus meinen Herausforderungen.

Ich bin mutig und gehe selbstbewusst meinen
eigenen Weg, auch wenn er von anderen abweicht,
denn es gibt nicht den einen Weg für alle.

Ich vertraue meinen Instinkten
und höre auf meine innere Stimme,
um die besten Entscheidungen für mich zu treffen.

Ich bin wertvoll und liebevoll,
und ich ziehe Menschen an,
die mich genauso schätzen und respektieren.

Ich akzeptiere mich selbst bedingungslos und
liebe mich mit all meinen Stärken und Schwächen.

Diese Affirmationen können dir helfen, dein Selbstbewusstsein und deine Selbstbestimmtheit zu stärken. Wiederhole sie regelmäßig, um eine positive Wirkung zu erzielen und deine innere Stärke zu fördern. Gerade in einer Schwangerschaft kann ich nur raten, diese Affirmationen in eine tägliche Routine einzubauen.

Ich wünsche mir für dich, dass du dir selbst bewusst darüber wirst, was alles in dir steckt. Du und ich, wir alle haben die Macht, eine Zukunft zu schaffen, in der wir Frauen, egal ob als junges Mädchen, erwachsene Frau, Schwangere, Gebärende oder Mutter nicht mehr übergangen werden.

Es liegt an uns, für eine bessere Geburtshilfe einzustehen und eine Welt zu schaffen, in der jede Frau die positive und ermächtigende Geburtserfahrung hat, die sie verdient, egal ob in der Klinik, im Geburtshaus oder zu Hause, egal ob in ärztlichen oder in Hebammenhänden.

Es ist wichtig, dass du weißt: Die Anwendung von gewalttätigen Praktiken in der Medizin und der Geburtshilfe ist nicht zu rechtfertigen. Sie ist eine Verletzung deiner Rechte und deiner Würde. Du hast das Recht auf eine gebührende Behandlung und auf vollständige Informationen über alle Aspekte deiner Geburt. Du hast das Recht, gehört zu werden und deine Erfahrungen zu teilen. Du hast das Recht, deine Geburt selbst zu bestimmen.

Ich schreibe dir nicht, um Angst zu schüren, sondern um dich zu ermutigen und dir zu versichern, dass du nicht allein bist. Es gibt viele von uns, die sich für eine gewaltfreie Geburtshilfe einsetzen, die mehr Menschlichkeit fordern und sich gegen diese Ungerechtigkeiten aussprechen. Es ist unser gemeinsames Ziel, dass der Kreißsaal kein rechtsfreier Raum ist, sondern ein Ort der Liebe, des Respekts und der Sicherheit. Ein Ort, an dem jede Frau ihre Stimme erheben kann und gehört wird. Ein Ort, an dem jede Frau sich sicher und respektiert fühlt, wenn sie das wunderbare Geschenk des Lebens in die Welt bringt. Mit diesen Worten möchte ich dich ermutigen, deine eigene Geschichte zu erzählen, dich zu informieren und die Entscheidungen rund um deine Geburt selbstbewusst zu treffen. Du hast die Macht, für deine Rechte und deinen Körper einzustehen. Du hast die Macht, Unterstützung zu suchen, wenn du sie brauchst. Du hast die Macht, dich gegen Ungerechtigkeiten zu wehren. Es gibt viele Unterstützungsmöglichkeiten für Frauen, die Gewalt während der Geburt erlebt haben. Es gibt Hebammen, Ärzte, Therapeuten und Beratungsstellen, die sich für gewaltfreie Geburten einsetzen und dir helfen können, deine Erfahrungen zu verarbeiten und einen sicheren und respektvollen Weg durch Schwangerschaft, Geburt und Wochenbett für dein nächstes Kind zu finden. Es ist in Ordnung, Fragen zu stellen und um Klarheit zu bitten. Es ist in Ordnung, deine Bedenken zu äußern und deine Entscheidungen zu hinterfragen. Es ist dein Recht, dich sicher und respektiert zu fühlen.

Ich hoffe, dass diese Worte dir Kraft und Mut geben. Ich hoffe, dass sie dir dabei helfen, die Kontrolle über deine Geburt zu übernehmen und den Respekt und die Behandlung zu fordern, die du verdienst. Deine Geschichte ist wichtig. Deine Stimme ist wichtig. Du bist wichtig. Wir sind viele. Wir sind stark. Und gemeinsam können wir sicherstellen, dass jede Frau eine gewaltfreie, respektvolle und menschenwürdige Geburt erlebt. Für dich, für mich, für uns alle. Denn wir alle verdienen es, in Würde, Respekt und Liebe geboren zu werden und zu gebären. Mit diesen Worten möchte ich dich ermutigen, deine Geschichte weiterzuerzählen, für deine Rechte einzustehen und gemeinsam mit uns für eine Veränderung zu kämpfen. Denn du bist nicht allein. Und du bist stärker, als du vielleicht glaubst oder als dich andere Menschen glauben lassen wollen.

Schlusswort

Die Entscheidung, dieses Buch zu schreiben, ist sehr schnell gefallen, denn die Notwendigkeit von ehrlichen Worten über den aktuellen Zustand der Geburtshilfe ist einfach zu groß. Mein Ziel war es von vornherein, alles auszusprechen, was sonst hinter verschlossenen Kreißsaaltüren passiert und keine oder zu wenig Beachtung bekommt. Meine Hoffnung ist, dass ich durch die Kombination aus meinen Erfahrungen, der Aufklärung und echten Erfahrungsberichten von Frauen zeigen konnte, dass die Problematik Realität ist.

Gemeinsam machen wir gerade einen Schritt dahin gehend, nicht länger zu akzeptieren, dass wir nicht beeinflussen können, wie das Geburtserlebnis für uns selbst, unsere Schwester, beste Freundin oder Tochter sein wird. Wir dürfen und müssen mehr verlangen, von unserer Regierung und von unseren Fachkräften. Ich bin mir sicher, dass in Zukunft keine Frau mehr während der Geburt Missbrauch und Gewalt erfahren wird. Die Frage ist nun, wie schnell die Veränderung vonstattengehen wird. Je mehr wir sind, desto stärker werden wir. Das sehe ich jeden Tag innerhalb meiner Community in den sozialen Medien. Wer meinen Weg hin zu einer sicheren und gewaltfreien Geburtshilfe verfolgen und Teil dieser Bewegung sein möchte, kann gern bei mir auf Instagram, TikTok oder LinkedIn vorbeischauen. Hier kann man jeden Tag aufs Neue Erfahrungen und Wünsche teilen. Gemeinsam können wir eine Art der offenen Kommunikation leben, die die Geburtshilfe endlich aus der Tabuzone holen wird.

Ich bin allen, die dieses Buch lesen, dankbar, dass sie sich mit dem Start ins Leben beschäftigen wollen. Wenn wir genug Menschen miteinander verbinden und für uns einstehen, unterstützen wir dadurch den Wandel der Geburtshilfe. Damit kann sich jeder Einzelne von uns für die Sicherheit und das Wohlergehen unserer Mütter und Kinder einsetzen. Ich glaube, der Weg, der noch vor uns liegt, wird ganz schön holprig, aber ich freu mich umso mehr darauf. Jede kleinste Veränderung, jede noch so kleine Erfolgsgeschichte ist so viel wertvoller, als es scheint. Jede Frau, die wir darüber aufklären, was ihr zusteht, und der wir die Möglichkeit geben, eine eigene Meinung zu bilden, ist ein Gewinn, den wir feiern sollten.

Die Zukunft der Geburtshilfe liegt in unseren Händen. Jeder von uns hat die Macht, einen Unterschied zu bewirken, ob wir nun medizinisches Personal, werdende Eltern, Politiker oder schlichtweg Bürgerinnen dieses Landes sind. Es liegt an uns, eine Welt zu schaffen, in der jede Frau die respektvolle, sichere und liebevolle Betreuung erhält, die sie während der Geburt verdient.

Wir alle können menschlich mit den Männern und Frauen in unserem Leben umgehen. Lasst uns mit Schwangeren und Müttern sprechen, ohne ihnen unsere Meinung aufzuzwingen. Lasst uns zuhören und Wünsche und Bedürfnisse respektieren. Lasst uns aufhören, ungefragt Ratschläge zu geben und die Grenzen anderer zu überschreiten.

Lasst uns beginnen, klare Grenzen zu setzen, in unserem Freundeskreis und in der Familie, bei Fachkräften und medizinischem Personal. Es ist an der Zeit, dass wir uns gegen Gewalt in der Geburtshilfe aussprechen. Es ist an der Zeit, dass wir die Würde und die Rechte jeder Frau respektieren. Es ist an der Zeit, dass wir uns für eine Geburtshilfe einsetzen, die auf Mitgefühl, Respekt, fundiertem Wissen und Menschlichkeit basiert.

Wir müssen uns daran erinnern, dass jede Geburt einzigartig ist und dass jede Frau das Recht hat, ihre eigene Geburtserfahrung zu gestalten. Wir müssen sicherstellen, dass jede Frau Zugang zu qualitativ hochwertiger medizinischer

Versorgung hat, unabhängig von ihrem sozialen oder wirtschaftlichen Status. Und zu dieser medizinischen Versorgung gehört auch die außerklinische Geburtshilfe.

Die Zukunft der Geburtshilfe ist eine Zukunft ohne Gewalt. Es ist eine Zukunft, in der jede Frau die Unterstützung, den Respekt und die Liebe erhält, die sie verdient. Es ist eine Zukunft, in der jede Geburt als das gesehen wird, was sie ist – ein Wunder des Lebens und pure Individualität.

Lasst uns gemeinsam mit viel Aufklärung und Menschlichkeit jeden Tag weitermachen.

Danke fürs Lesen. Das bedeutet mir die Welt.

Danksagung

Vorweg ein Danke von Herzen an den Goldegg Verlag und vor allem an Ursula Schwarz, die in mir eine Autorin gesehen und mich motiviert hat. Ohne sie gäbe es dieses Buch nicht, und damit gäbe es auch nicht den großen Schritt in Richtung Veränderung in der Geburtshilfe.

Ich habe das Gefühl, dass ein einfaches Danke an die Menschen, die mich umgeben, nicht ansatzweise genug ist. Der Weg hin zur Hebamme war wirklich eine Herausforderung, genauso die Arbeit in der Öffentlichkeit. Es braucht täglich viel Mut, das auszusprechen, was mir passiert ist, und mich gleichzeitig mit meiner Präsenz in den sozialen Medien angreifbar zu machen. Ohne meine Familie und Freunde wäre das für mich nicht möglich. Deren Rückhalt macht mich jeden Tag aufs Neue stark.

Das größte Danke geht an meine Mama. Ich kenne keinen Menschen, der als alleinerziehende Mutter von drei Kindern so viel bewältigen musste, um uns all das zu ermöglichen, was uns in ihren Augen zustand. Sie wollte jeden Tag unser Bestes und musste hart dafür kämpfen. Sie hat uns ihr komplettes Leben gewidmet, und das, ohne auch nur darüber nachzudenken. Dieses Buch ist genauso ihr Verdienst wie meiner. Meine Mama ist der Inbegriff einer Löwenmutter, deren Mut und Stärke mich jeden Tag inspirieren.

Genauso danke ich meiner Oma, die jeden Tag mit mir Hausaufgaben gemacht und schreiben geübt hat, auch wenn ich keine Lust dazu hatte. Nur durch sie habe ich die Disziplin und das Bewusstsein, dass ich alles werden kann, was ich will. Danke an meinen Opa, der diese Zeilen leider niemals lesen wird. Er hat mir die ersten Jahre meines Lebens gezeigt, was bedingungslose Liebe bedeutet, und mir den

Mut gegeben, diese Liebe in die Welt hinauszutragen. Ein riesiges Danke an meine Geschwister. Ihr seid für mich der Inbegriff von Genies und meine größten Vorbilder. Meine Schwester Pia ist meine Heldin, jeden Tag aufs Neue. Ihre Zielstrebigkeit und Intelligenz sind meine größte Inspiration. Mein Bruder Max ist der selbstbewussteste Mensch, den ich kenne. Er hat mir beigebracht, sich niemals dafür zu entschuldigen, wer man ist. Er ist mein Vorbild darin, selbstbewusst und selbstbestimmt durchs Leben zu gehen, fernab von gesellschaftlichen Normen. Genauso Danke an meinen Stiefbruder Lukas, der mir mit seinem großen Herzen immer wieder gezeigt hat, dass unsere Familie der sichere Hafen ist, den ich gesucht habe. Danke an meine Cousine Hannah, die mich mit ihrem Humor und ihrer unbeschreiblichen Intelligenz nicht nur inspiriert, sondern mir die Gewissheit gibt, dass wir alle unseren Weg finden, wenn wir an unseren Träumen festhalten, auch wenn andere darüber lachen. Danke an meinen Stiefpapa, der mich, ohne auch nur eine Sekunde zu zögern, in sein Herz geschlossen und mir so viel Liebe und Geborgenheit gegeben hat. Danke an meine Schwiegereltern Anja und Holger. Sie sind die Eltern, von denen ich nicht wusste, dass das Schicksal sie mir auf den Weg schickt. Mein Leben wäre ohne sie nicht mehr denkbar. Sie haben mir meine große Liebe geschenkt und mich gleichzeitig in ihre Familie aufgenommen.

Ein Danke an meinen wunderbaren Ehemann, der mich seit meiner Jugend begleitet und jede Entscheidung in meinem Leben nicht nur unterstützt, sondern auch möglich gemacht hat. Er ist mein größter Fan und lässt mich niemals im Stich. Er ist der Partner, der beste Freund und der Chaot, der mein Herz komplett macht.

Ein besonderes Danke an meine Freundin Jeannine und meinen Freund Alex. Ihr zwei gehört für mich zur Familie und steht mir in jeder Lebensphase zur Seite. Ohne euch wäre ich nur halb so stark. Danke an meine engsten

Freunde, die Familie, die wir gewählt und zusammen aufgebaut haben. Ihr seid das Umfeld, das mich jeden Tag aufblühen lässt. Danke Annike, Lina, Monique, Lorena, Sarah, Lea und Marvin, Jan, Tami und Ramona, ihr seid immer da, egal wie oft ich mein Leben mal wieder umwerfe. Ihr seid der Non-Judging-Breakfast-Club, den jeder Mensch im Leben braucht.

Ein weiteres großes Dankeschön hat Frau Dr. Nadja Zander verdient. Sie ist die Hebamme und das Vorbild, welches ich gebraucht habe, um meinen eigenen Weg zu finden. Sie hat mir das Vertrauen geschenkt, an mich, mein Wissen und meine Werte zu glauben und für das einzustehen, wovon ich überzeugt bin. Sie sagte damals zu einer meiner Mitschülerinnen, die fragte, was sie denn davon halte, dass ich die Ausbildung wieder neu beginne: »Eva ist genau da, wo sie hingehört.« Sie hat von Beginn an an mich geglaubt, und dafür bin ich ihr für immer dankbar. Sie war ein wichtiger Teil auf meinem Weg zur Hebamme und gab mir eine zweite Chance, ohne zu zögern.

Unsere Leben werden jeden Tag durch die Menschen beeinflusst, die uns umgeben. Ich habe das Glück, ein Umfeld voll bedingungsloser Liebe und Wertschätzung zu haben. Meine Arbeit und damit auch dieses Buch basieren darauf.

Quellen

Studie Gewalt in der Geburtshilfe: https://assets.researchsquare.com/files/rs-3408649/v1/8b0ce0b1-2405-4351-b619-7cb1cfc0b4db.pdf?c=1696478791, Stand: 01.11.2023

Geburtenzahlen Deutschland 2022: https://www.destatis.de/DE/Themen/Gesellschaft-Umwelt/Bevoelkerung/Geburten/_inhalt.html, Stand: 03.10.2023

Statement WHO zum Kristeller-Handgriff: https://iris.who.int/bitstream/handle/10665/260178/9789241550215-eng.pdf?sequence=1, Stand: 06.11.23

Bundesgesetz über die Krankenversicherung in der Schweiz: https://fedlex.data.admin.ch/filestore/fedlex.data.admin.ch/eli/cc/1995/1328_1328_1328/20230318/de/pdf-a/fedlex-data-admin-ch-eli-cc-1995-1328_1328_1328-20230318-de-pdf-a.pdf, Stand: 06.11.23

Mutterschaftsrichtlinien: https://www.g-ba.de/richtlinien/19/, Stand: 03.10.23

Hebammen sind nicht verpflichtet nach Mutterschaftsrichtlinien (DE) zu arbeiten: https://www.g-ba.de/presse/pressemitteilungen-meldungen/1094/, Stand: 06.11.23

Kostenübernahme Hebammenarbeit in Österreich: https://www.hebammen.at/wp-content/uploads/2023/01/RZ_Hebammenbetreuung_Ueberblick.pdf, Stand: 06.11.23

Gesetz über die freie Wahl des Geburtsortes: https://www.gesetze-im-internet.de/sgb_5/__24 f.html#:~:text=Die%20Versicherte%20hat%20Anspruch%20auf,im%20Rahmen%20einer%20Hausgeburt%20entbinden, Stand: 13.11.24

Verpflichtung ärztliche Untersuchungen und Mutter-Kind-Pass in Schwangerschaft für Auszahlung des Kinderbetreuungsgeldes: https://www.gesundheit.gv.at/leben/eltern/mutter-kind-pass/untersuchungen-schwangerschaft.html, Stand: 06.11.23

Verbot von »Babyfernsehen«: https://www.aerzteblatt.de/nachrichten/119505/Ultraschall-als-Babyfernsehen-wird-ab-2021-verboten, Stand: 06.11.23

Hinzuziehungspflicht nach § 4 HebG: https://www.buzer.de/gesetz/5315/a73268.htm, Stand: 03.10.23

S3 Leitlinie vaginale Geburt am Termin: https://register.awmf.org/assets/guidelines/015–083l_S3_Vaginale-Geburt-am-Termin_2021–03.pdf, Stand: 26.10.23

Beratungsstellen und Krisentelefone

Einige Adressen, an die sich Betroffene und Interessierte wenden können, um sich weiter zu informieren oder konkrete Hilfe zu erhalten:

Traum(a) Geburt e. V.

Beratung, Schutz & Fürsorge vor, während und nach der Geburt

www.traumageburtev.de
info@traumageburtev.de

GreenBirth e. V.

Infos über Geburt und die Risiken geburtsmedizinischer Routine

www.greenbirth.de

Privatinitiative Gewaltfreie Geburtshilfe

Instagram: @gewaltfreie_geburtshilfe

Hilfetelefon nach schwieriger und belastender Geburt

Nummer: 0228 929 599 70

»Gewalt gegen Frauen« Deutschland

Hilfetelefon: 0800 116 016

www.hilfetelefon.de

»Frauen-Helpline gegen Gewalt« Österreich

Hilfetelefon: 0800 222 555

www.frauenhelpline.at

»Frauen-Nottelefon« Schweiz

Hilfetelefon: 052 213 61 61

www.frauennottelefon.ch